誤嚥性肺炎
50の疑問に答えます

[編著] 吉松由貴（飯塚病院呼吸器内科）

[著] 山入和志（大阪市立総合医療センター呼吸器内科）

推薦のことば

　もともと緩和ケアを目指していた呼吸器内科医である吉松医師と山入医師の雄編です。淀川キリスト教病院の元同僚であり、全人的医療を当たり前のものとして血肉にしてきた二人です。中を歩くだけで全体からハートウォーミングなオーラが出ている病院で切磋琢磨した二人の高齢者医療に対する熱意はただならぬものを感じます。

　まったくの余談ですが、私は医学生の頃、淀川キリスト教病院に憧れていて、同病院のマッチングの筆記試験と面接を受けたことがあります。あまりに人気だったため（応募は200人を超えていたと思う）、まったくマッチ上位に入れなかった記憶があります。

　今後、市中肺炎よりも遭遇する頻度が高い疾患が誤嚥性肺炎です。高齢化社会を迎えるにあたり、どの診療科も避けては通れません。20年前の医師国家試験なら「絶食」、「アンピシリン／スルバクタム」を選べば正解がもらえましたが、今の医療現場では違います。絶食、安静臥床、抗菌薬というモノトーンな誤嚥性肺炎診療は前時代的となったのです。

　「医師が指示しても、リスクが高いから他職種は食べさせたくないという」、「絶食にしないと、再度誤嚥したときにインシデントになってしまう」、「老衰だからあまり無理させたくない」など、医療従事者側にはいろいろな思いがあるでしょう。私も「自分の家族ならこうしたいけど」と本音を持っていても、医療安全的な側面を考慮して対応しなければならない病院側の事情もよくわかります。落としどころに迷って「絶食、内服時の

み飲水可」という指示を出している医師もいるかもしれません。しかし、本書ではその矛盾点を優しく指摘しています。私も、誤嚥性肺炎の患者さんから幾度となく「死んでもいいから食べたい」と言われたことがありますが、呼吸器内科医になったばかりの頃「それはだめです」と言ってしまった対応を、今でも悔やんでいます。

　誤嚥性肺炎は、個々の医療従事者だけでなく病院全体のポリシーが問われる疾患です。多職種が集まって、協力してゴールに向かって歩き出さねばいけません。ただ肺炎を治療するだけでなく、退院後の生活を考え何度も話し合わなければ、解決できない問題がたくさんあります。

　私にとって、誤嚥性肺炎とは、どちらかといえば医療者が苦しい思いをして対峙する疾患だと思っていました。しかし、著者の二人は決して悩み苦しみ抜く疾患として捉えておらず、患者さんに何ができるだろうかという突破口を見つけることをまるで楽しみにしているかのような、前向きな姿勢です。

　たぶんそれは、「何を以て誤嚥性肺炎の治療と成すか」について、見えている景色が私たちと少し違うからかもしれません。であれば、一度本書で視点を変えてみませんか。

国立病院機構近畿中央呼吸器センター　呼吸器内科

倉原　優

はじめに

　誤嚥性肺炎の診療は、単調なようで、奥深い世界です。鑑別診断や抗菌薬治療はもちろん、栄養面への介入、体調の変化への対応、他職種との協力体制、家族背景や退院後の生活への配慮、終末期医療……。医師として長く臨床をしていくうえで、大切なことがたくさん詰まっています。これほどの全人医療を教わる機会はなかなかありません。若手の頃に患者さんに向き合って真摯に診療することで、専門分野に進んでからも必ず役に立つものです。

　私たちは卒後まだ何もわからないときに、淀川キリスト教病院の呼吸器内科で、研修を始めさせていただきました。それはそれはあたたかい先生方に、医師としての在り方を昼夜、教わりました。誤嚥性肺炎の患者さんを主治医として受け持ち、全人医療を目の当たりにしました。研修後も呼吸器内科を専攻し、患者さんのために身を粉にして働く先生方の仲間に入れていただき、育てていただきました。思いやりあふれる看護師に、患者さんに尽くす心を教わりました。各療法士や栄養士、薬剤師、社会福祉士にいつも助けられ、広い視野をもって、導いていただいていました。

　当時は呼吸器内科を学んだのちに緩和ケア医になると偶然にも同じ目標を抱いていた二人が、今も呼吸器内科医の道を歩んでいるのは、決して偶然には思えません。初めの5年間で教わったことを基盤に、嚥下やリハビリを学んできた吉松と、感染症領域で修練を積んだ山入が力を合わせ、一冊の本となりました。誤嚥性肺炎の診療で抱く疑問を、少しでも解決へ導く道しるべとなることを願っております。

2021年11月

飯塚病院　呼吸器内科
吉松由貴

大阪市立総合医療センター　呼吸器内科
山入和志

目　次

第2章　入院で受け持つことになったら（病棟編） …… 35

第**4**章 どうしてもよくならないとき(緩和ケア編) ····· 175

ひとやすみ

食事指導を守れず誤嚥したと思ったら……／グラム染色と感染対策／経口第3世代セフェム系抗菌薬は不要?／大人しい患者さんだなと思っていたら……／感染症診療と誤嚥性肺炎／J-Osler と誤嚥性肺炎／簡単で美味しい栄養剤の工夫／地域へバトンをつなぐ、退院前ST訪問／呼吸器内科の愛車「えんげ号」／主治医からみた、誤嚥性肺炎／「ビールを飲みたい」といわれたら／誤嚥性肺炎から学ぶ緩和ケア／呼吸器内科に進んだ道

第1章

誤嚥性肺炎かなと
思ったら（外来編）

　誤嚥性肺炎かもしれないと思う場面に、よく出合います。では、こうしたとき
にどのように診断しているでしょうか。培養検査や他疾患の除外は、どこまで
行う必要があるのでしょうか。初期治療に用いる抗菌薬は、どう選択するので
しょうか。病状説明や治療方針の相談は、どのようにするとわかりやすいので
しょうか。時間が限られている外来では、あまり踏み込めないことが多いかも
しれません。しかし、少し機転を利かせるだけで、入院診療がぐっと行いやす
くなります。病棟での主治医が決まるまでは、外来担当医が主治医です。よい
スタートを切れるよう、外来診療のひと工夫を知っておきましょう。

誤嚥性肺炎かなと思ったら外来ですること

	チェックリスト	関連項目
診断	□定義	**Q1**、Q2
	□病歴聴取	Q2、**Q4**、Q5
	□診察	**Q4、Q5**
	□画像検査	**Q3**
	□微生物検査	**Q6、Q7**
	□鑑別疾患	**Q4**、Q5
	□誤嚥の原因精査	**Q5**
方針	□入院適応の判断	**Q8**、Q10
	□初期治療	**Q9**
	□病状説明	**Q10**
	□意思決定支援	**Q10**

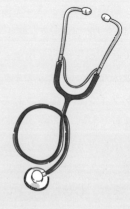

そもそも
誤嚥性肺炎って？

救急外来で肺炎を診断することが多いのですが、何をもって誤嚥性肺炎と判断するのかがわかりません。日頃からむせているかどうかを根拠にしていますが、定義や見分け方はありますか。

（1年目研修医）

　誤嚥性肺炎は研修中にも頻繁に出合いますね。研修医を悩ませてしまう一因が、疾患概念の不確かさです。期待しているほどはっきりとは、基準が定まっていません。しかし、医療の目的は必ずしもはっきりとした病名を定めることではなく、患者さんに必要な診療が行われることです。区別が難しい中でも質の高いケアをするには、どうみていくのでしょうか。

誤嚥性肺炎の定義はなぜ難しい

　誤嚥性肺炎といっても、見方によって想定する病態が異なります。日本では、加齢に伴い嚥下機能や咳反射が低下するという観点から、微量誤嚥によって起こる生理的な現象としての嚥下性肺炎が提唱されました。脳卒中や長期臥床など、誤嚥のリスク因子がわかってくるとともに、これらが肺炎のガイドラインにも掲載されるようになりました[1]。しかし未だに診断基準は統一されておらず、学会や文献によって異なります。欧米諸国では頭頸部癌や脳卒中に伴う明らかな誤嚥の際は誤嚥性肺炎として扱い、老衰に伴うものは積極的介入の対象とはとらえないという、文化の違いも関係しています。

　また、**むせたからといって、誤嚥性肺炎が生じるとは限りません**。飲み込

むときに咳が出るのは、嚥下に問題があるかもしれません。けれど食物が気道へ侵入したかどうかや、うまく喀出できたかどうかまでは、わかりません。逆に、むせずに誤嚥をしてしまう不顕性誤嚥こそ、肺炎を起こすのです。日常診療で拠り所にしがちな「むせるかどうかの聴取」は、必要な問診ではありますが、実は誤嚥性肺炎を区別する根拠にはなりません。

現状では、ガイドラインでも紹介されているリスク因子を丁寧に検討しながら、嚥下機能や喀出力も踏まえて総合的に判断しています。救急外来ではっきり診断するのは、なかなか難しいですね。

誤嚥性肺炎は、区別しなければならないのか

では、誤嚥性肺炎とそうでない肺炎は、何のために区別するのでしょうか。絶食にするかどうかの判断のため？　それなら、嚥下評価をしましょう。抗菌薬選択のため？　それは口腔内の状態や過去の検出菌、併存症や入院歴を確認しましょう（**Q9**、p.27へ）。

入院となる肺炎のうち誤嚥性肺炎の占める割合は、年齢とともに増えます[2]。60歳を超えると、誤嚥性肺炎である割合は「年齢パーセントぐらい」と私は解釈しています。つまり70歳の方が肺炎で入院したら、誤嚥性肺炎である確率は70％ほどです。90歳であれば90％が誤嚥性肺炎と考えて、大きなズレはありません。高齢者では、誤嚥性ではない肺炎のほうが珍しいのです。

誤嚥性肺炎なのに「通常の肺炎である」と過小評価してしまうと、どうなるでしょう。必要な嚥下評価が行われず、誤嚥の予防策も検討されないので、肺炎を再発しやすいかもしれません。

逆に、何でも「誤嚥性肺炎だ」とした場合、困ることは何でしょうか。例えば反射的にとろみや絶食と指示してしまうのは問題ですが、そうではなく、嚥下評価を行い、誤嚥のリスク因子を丁寧に考えるきっかけにすると、どうでしょう。安全そうとわかれば制限をしなくて済みますし、何かリスク因子がみつかれば、治療や予防につながるかもしれません。**高齢者の肺炎は、まずは誤嚥性肺炎かもしれないという姿勢で診療する**ようにします。

病名ではなく、患者さんをみて診療する

「誤嚥性肺炎だから絶食とユナシン®」などと、病名だけで診療が決まるわけではありません。目の前にいる患者さんが唾液を嚥下できているか、痰を出せているか。診断を焦らず、現在の症状や機能をみて、ふさわしい診療を行います。例えば肺炎ではなく心不全の患者さんでも、頻呼吸のため誤嚥しやすいので嚥下評価を行い、一時的に水分にとろみをつけたり、絶食にしたりすることもあります。

　誤嚥性肺炎であるかどうかを区別することは、想像以上に難しいのです。この本では、**誤嚥性肺炎かもしれないと意識する**と、肺炎の診療にぐっと深みが出るということを、お伝えできればと思います。

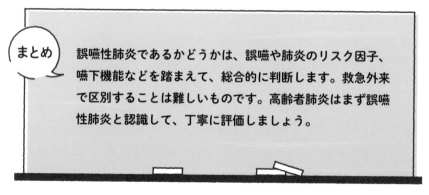

まとめ　誤嚥性肺炎であるかどうかは、誤嚥や肺炎のリスク因子、嚥下機能などを踏まえて、総合的に判断します。救急外来で区別することは難しいものです。高齢者肺炎はまず誤嚥性肺炎と認識して、丁寧に評価しましょう。

(吉松)

［参考文献］
1) 日本呼吸器学会, 他編. 成人肺炎診療ガイドライン2017.
   https://www.jrs.or.jp/modules/guidelines/index.php?content_id=94 （会員のみ閲覧可）
2) Teramoto S, et al. High incidence of aspiration pneumonia in community- and hospital-acquired pneumonia in hospitalized patients: A multicenter, prospective study in Japan. J Am Geriatr Soc. 2008; 56: 577-579.

Q02

誤嚥性肺炎と
誤嚥性肺臓炎の区別は？

誤嚥性肺臓炎では抗菌薬は不要と聞いたことがあります。誤嚥性肺臓炎と誤嚥性肺炎の違い、また抗菌薬の要否などを見分けるポイントはありますか。

（2年目研修医）

　名前の似たこの二つの病態を見分けることで治療や予防にもつながります。両者の違いを一度整理して考えていきましょう。

発症する背景の違い

　大きく分けると胃内容物などの大量誤嚥によるものが「誤嚥性肺臓炎」であり、口腔内微生物などの少量誤嚥（多くは不顕性）が原因となるものが「誤嚥性肺炎」です。両者を合わせて「誤嚥性肺炎」と呼ぶことも多いです。

　誤嚥性肺臓炎は、主病態が化学性肺炎であるために、抗菌薬は不要とされ、誤嚥性肺炎は、口腔内細菌が肺内で増殖することで起こる細菌感染のために、抗菌薬が必要とされます。若年者のけいれん発作、消化管内視鏡、急性アルコール中毒、薬物中毒に伴う誤嚥などは誤嚥性肺臓炎と考えられます。また高齢者においても、消化管閉塞がある場合での嘔吐後の誤嚥や、咳嗽とともに経腸栄養や食物残渣が吸引されてくるなどの所見があった場合には、誤嚥性肺臓炎の可能性が考えられます。一方、食事時にむせていたかもしれないという情報があったときは、どちらに分類するかは難しいところですが、呼吸状態悪化前の明らかな大量誤嚥のエピソードがない場合は、誤嚥性肺炎と

考えたほうがよいでしょう。高齢者肺炎として、臨床でも多く出合うのは誤嚥性肺炎のほうです。

誤嚥性肺臓炎では抗菌薬は不要？

誤嚥性肺炎と誤嚥性肺臓炎の違いについて述べましたが、臨床はそこまではっきりと分けられるものではありません。胃内容物の明らかな誤嚥エピソードがあったとしても、口腔内が汚染されている場合には胃内容物と同時に、口腔内の多量の細菌も肺内に運ばれていきます。そして、化学性肺炎を起こした場所に二次的に細菌感染を起こす危険性もあります。

しかし、誤嚥性肺臓炎に対して抗菌薬投与を行い Clostridioides difficile 感染症から死亡した症例をもとに、誤嚥性肺臓炎に対して安易に抗菌薬を投与することは慎むべきという報告[1] もあり、抗菌薬を投与するかどうかは慎重に検討するようにしましょう。

誤嚥性肺臓炎と考えられる臨床経過があった場合に、もともと口腔内汚染があったかどうか、誤嚥性肺炎を併発していないかどうかなどを考慮しつつ、呼吸状態に余裕があり、免疫抑制状態にない場合には、まずは抗菌薬投与を行わないことを考えましょう。基礎疾患のない若年者の一過性意識障害に伴う肺炎のように誤嚥性肺臓炎に典型的な症例では、抗菌薬を投与せずに経過をみることを考えてよいでしょう。また、高齢者の誤嚥性肺炎で入院中に、食事や飲水時にむせこみがあり、翌日に発熱や軽度の炎症反応上昇がみられることがあります。こういった場合も入院中に口腔ケアがしっかりなされている場合では、誤嚥性肺臓炎の要素が強い可能性もあり、呼吸状態や全身状態を慎重にみつつ抗菌薬投与（ましてや広域抗菌薬に変更など）を保留することが許容されると考えます。

また悩んだ末に抗菌薬投与を決断した場合でも、誤嚥性肺臓炎は比較的早期に臨床状態がよくなることが特徴であり、臨床経過が順調で膿瘍形成などなければ、長くても5～7日で抗菌薬を終了するようにしましょう。

> **まとめ**　誤嚥性肺炎と誤嚥性肺臓炎は、発症の経過や基礎の状態から区別します。誤嚥性肺臓炎と考えられる場合には、抗菌薬が必要かどうか慎重に検討すべきです。抗菌薬投与を決断した場合にも、臨床経過を細やかにみて早期終了を目指しましょう。

（山入）

［参考文献］

1）Joundi RA, et al. Antibiotics "just-in-case" in a patient with aspiration pneumonitis. JAMA Intern Med. 2015; 175: 489-490.

胸部CTは必要？

胸部X線検査で誤嚥性肺炎と診断できることもあると思いますが、毎回、胸部CT検査は必要でしょうか？　また、誤嚥性肺炎はそうでない肺炎と比べて、画像所見の特徴はありますか？
（1年目研修医）

　誤嚥性肺炎を疑った際に反射的にCTを撮るのではなく、その目的を明確にできるようにしましょう。

　ガイドラインでは市中肺炎（CAP）についての診断で胸部X線検査所見をもとにCAPが疑われる患者に対してルーティンに胸部CT検査を行わないことが推奨されています。肺炎診療における胸部CT検査の意義自体が否定されているわけではなく、習慣的に行うことのデメリット（被曝・医療費）を勘案して、CAPに毎回は行わない推奨となっています。では、誤嚥性肺炎が疑われる症例〔多くは医療・介護関連肺炎（NHCAP）や院内肺炎（HAP）〕は、どう考えていくのがよいのでしょうか。

胸部CT検査を行う目的を明確に

　誤嚥性肺炎の画像の特徴として、解剖学的に右下肺野背側に陰影が生じることが多いです（**図1**）。しかし、当然左側に誤嚥性肺炎が起きることもままありますし、臥床期間が長い場合は、上肺野にも病変が広がることもあるので注意しましょう[1]。

　誤嚥性肺炎の診断において、胸部CT検査を行うメリットとしては、二つ

あると考えます。一つは、**胸部X線検査でみつけにくい肺炎を発見する**ことができる点です。胸部X線検査も呼吸不全がある症例や、高齢者では仰臥位での撮影となる場合には心陰影にかぶる部分や横隔膜付近などでは判定できないこともままあります。もう一つのメリットは**肺膿瘍や膿胸の存在を確認できることです**。こららがあると治療期間の延長やドレナージの必要性を検討することになります。

　救急外来などで、初診患者で急性呼吸不全を呈する高齢者を診療する場合には、簡単に誤嚥性肺炎と決めつけず、胸部X線検査の限界を理解したうえでCT検査を検討してよいと思います。

　誤嚥性肺炎を繰り返す患者さんに胸部X線検査のみで初期診断することは問題ないと思いますが、繰り返していることがバイアスとなり、他疾患の診断の遅れにならないように丁寧に診察して経過をみましょう。また、同じ部位に肺炎を繰り返す場合、腫瘍などによる閉塞や解剖学的異常などがないか胸部CTでチェックすることも考えましょう。

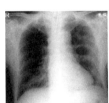 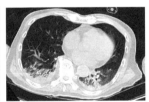

図1　胸部X線検査でわかりにくい誤嚥性肺炎

誤嚥性肺炎と紛らわしい疾患を見逃さないように

　画像所見が誤嚥性肺炎と紛らわしい疾患として挙げられるのは、**肺結核、肺塞栓症、肺癌**です。肺結核は典型的には肺尖部に病変が生じますが、下葉の頭側（S6）に病変がある場合や、肺底部に結核性肺炎を生じることもあります（**図2**）。私は、結核罹患率の高い大阪での勤務がほとんどのため、高齢者肺炎の初診時には喀痰抗酸菌検査を提出することが多いです。

　肺塞栓症は胸膜直下に浸潤影をきたすことがあり、単純CTで肺炎と診断

されることがあります。陰影に比して呼吸不全が高度である場合などは造影
CT検査も検討しましょう。

　肺癌は、下葉浸潤影全体が浸潤性粘液性肺腺癌である場合や、肺癌による
閉塞性肺炎などではないかという視点でチェックしていく必要があります。

　初診時に胸部X線で誤嚥性肺炎と診断した場合にも、経過をみて上記との
鑑別に悩むときには胸部CT検査を行うようにしましょう。

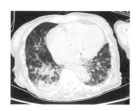

図2　誤嚥性肺炎と紛らわしい肺結核

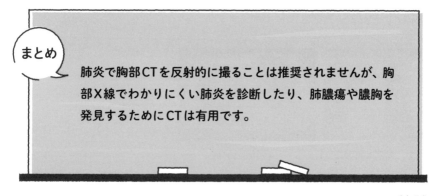

まとめ

肺炎で胸部CTを反射的に撮ることは推奨されませんが、胸
部X線でわかりにくい肺炎を診断したり、肺膿瘍や膿胸を
発見するためにCTは有用です。

（山入）

［参考文献］
1）Komiya K, et al. Computed tomography findings of aspiration pneumonia in 53 patients. Geriatr Gerontol Int. 2013; 13: 580-585.

Q04

鑑別疾患は？

救急外来で高齢者の誤嚥性肺炎を頻繁にみますが、本当に誤嚥性肺炎でいいのか心配になることがあります。間違えやすい肺疾患や、気を付けておく鑑別はありますか。

（3年目救急専攻医）

　誤嚥性肺炎は高齢者で頻度の高い疾患ですが、「ごみ箱診断」にならないよう注意が必要です。他疾患の診断が遅れると、患者さんの予後に影響を及ぼすだけでなく、結核などは周囲への感染リスクも懸念されます。

咳や熱を繰り返す疾患

　慢性経過の咳や熱をきたすのは誤嚥性肺炎だけではありません。何よりも注意すべきは、結核です。高齢者で発症しやすく、湿性咳嗽や微熱、肺の陰影がみられること、抗菌薬により一時的によくなることも、誤嚥性肺炎と似ています。特にキノロン系抗菌薬は、結核の治療薬としても用いられるほど有効です。結核診断前にキノロン系抗菌薬が投与されると、喀痰検査の陽性率が7割低下し、診断が1か月遅れ、死亡率は7倍にも上るとされています[1, 2]。気道感染をみたときは、結核を否定できない限り、キノロン系抗菌薬を処方しないのはもちろん、誤嚥性肺炎を考えるときは、肺結核も疑うようにします。結核といえば右上葉の空洞影や散布影を想起しますが、高齢者や免疫不全者では非典型的な画像所見を示すことも多く、画像だけでは除外できません。喀痰抗酸菌検査を早めに提出しましょう。その他、非結核性抗酸菌症、

気管支拡張症、びまん性汎細気管支炎なども変動する気道感染徴候を示す点で鑑別を要します。また、肺炎をきたしやすい原因として食道穿孔や気道内異物、腫瘍などがあるかもしれません。肺膿瘍や膿胸のため炎症が遷延していることもあります。肺炎を繰り返す場合、一度はCT検査を行い、専門医にも画像を確認してもらいましょう。

呼吸不全をきたす疾患

COPD、気管支喘息、気管気管支軟化症、肺水腫などは、慢性的な喘鳴や発作性の悪化をきたします。また、末梢の肺梗塞で呼吸不全や肺の浸潤影がみられることがあります。さらに、器質化肺炎や薬剤性肺障害も、時に誤嚥性肺炎のようにみえることがあります。鑑別が容易に思えるこうした疾患も、高齢者では典型的な症状が出にくく、病歴も聴取しにくいため、診断に難渋することがあります。

肺に異常陰影をきたす疾患

繰り返す誤嚥性肺炎と思っていたら、肺門部肺癌による閉塞性肺炎であったということがあります。また、粘液産生腺癌は、画像所見も症状も肺炎とそっくりで、難治性肺炎として紹介されることがあります。肺炎を繰り返している症例では、罹患後に陰影が消えているのかを振り返ります。改善したようにみえても、実は閉塞性肺炎だけが改善し肺癌が残っていることもあります。単純CTでは鑑別が難しいこともあるため、造影CTや専門家への相談を検討します。感度は高くないですが、喀痰細胞診を行ってもよいでしょう。

発熱をきたし、誤嚥性肺炎の治療で改善してしまう疾患

誤嚥しやすい患者さんでは、下葉背側に慢性的な陰影がみられるため、それがそのときの熱源ではなくても、肺炎と診断されてしまうことがあります。

実際には胆嚢炎や胆管炎、腎盂腎炎、虫垂炎、憩室炎ということも少なくありません。これらは仮に肺炎と思って抗菌薬治療をしたとしても改善するため気付かれにくく、結果的に根本的な治療機会を逃すため再発しやすくなります。また、高齢者で発症しやすい褥瘡、膿瘍、偽痛風、深部静脈血栓症、腫瘍熱にも注意して、丁寧に診察します。

　誤嚥性肺炎の診断は定義することが難しく、こうした疾患を一つずつ除外していくこともまた、診断の過程において欠かせない視点です。

> **まとめ**
>
> 肺結核や肺癌など、気道症状や胸部異常陰影をきたす疾患に注意します。特に肺結核は抗菌薬で一時的に改善してしまうことがあるため発見しにくくなります。尿路感染症や胆嚢炎なども鑑別できるよう、丁寧な病歴聴取と診察を心がけます。

(吉松)

[参考文献]

1) Wang J-Y, et al. Empirical treatment with a fluoroquinolone delaysthe treatment for tuberculosis and is associated witha poor prognosis in endemic areas. Thorax. 2006; 61: 903-908.
2) Yoon YS, et al. Impact of fluoroquinolones on the diagnosis of pulmonary tuberculosis initially treated as bacterial pneumonia. Int J Tuberc Lung Dis. 2005; 9: 1215-1219.

外来での原因精査は必要？

外来や救急当直で誤嚥性肺炎を診断したとき、その場で誤嚥の原因まで精査したほうがいいですか？　バタバタするので、入院後に落ち着いてから行うのがいいでしょうか。

（5年目総合診療医）

忙しい外来で誤嚥性肺炎の診断をしたとき、その場で誤嚥の原因を徹底的に精査することは非現実的です。緊急性のある疾患や、治療方針が変わるものは見分けられるようにしておくと、有用ですよ。

緊急性の高い病態を見逃さないために

誤嚥性肺炎の原因疾患のうち、頻度が高く緊急性が高いのが、急性期脳卒中です[1]。特に脳幹の出血や梗塞は、症状がわかりづらく、誤嚥性肺炎で入院後しばらくしてからみつかることがあります[2]。肺炎の患者さんをみた際は胸部の診察だけでなく、構音障害や顔面麻痺、四肢の感覚障害や麻痺などの**神経症状**がないかを確認します。立てる患者さんでは、移乗時などに立位や歩行の安定性もみておきます。こちらから聞かないといわない方も多いため、話し方や食べ方、歩き方に変化がないかを、患者さんや介護者に聞きましょう。

神経疾患は慢性経過で進行しますが、多系統萎縮症に伴う両側声帯麻痺は気道狭窄をきたすと急変します。誤嚥性肺炎で入院したその夜に、気道閉塞で緊急挿管を要する症例を時々経験します（声帯運動がもともと低下していたとこ

ろへ、肺炎による気道分泌物の増加によって、症状が突然悪化するのかもしれません）。**嗄声や吸気性喘鳴**がみられるときは、早急に耳鼻咽喉科医に相談します。初期には夜間の喘鳴から出現するため、病歴を聞く中で、夜間の吸気性喘鳴を疑わせる症状がある場合も、慎重なモニタリングと気道確保ができる体制を整えます。注意する症状を夜勤の看護師にも周知しておきましょう。

　また、**意識障害**も緊急疾患を示唆します。血糖や電解質の異常、痙攣などが関係している可能性を含め、精査を行いましょう。

嘔吐があった場合にはその原因検索を

　嘔吐による誤嚥の場合は、原因を突き止め治療しなければ入院後も嘔吐を繰り返し、肺炎や原疾患の悪化につながります。胆嚢炎や胆管炎、腎盂腎炎、腸閉塞、急性心筋梗塞などが隠れていることがあるため、嘔吐の鑑別を行いましょう。胸痛や腹部症状、排便状況などを丁寧に聴取し、腹部も診察します。高齢者の虚血性心疾患では胸部症状を訴えないこともあります。入院時の心電図はルーチン検査としてではなく、虚血性変化を意識的に探す姿勢で確認します。肝胆道系酵素の上昇や腹部のガスが目立つときには、腹部エコーも検討します。

お薬手帳を確認し、薬の調整歴を聴取

　薬剤性の意識障害やパーキンソニズムは、誤嚥性肺炎の主要な原因の一つです[1]（Q12の表、p.42〜43へ）。抗精神薬や抗認知症薬のほか、メトクロプラミド、スルピリドなどの消化器機能改善薬にも注意が必要です。薬剤歴を聴取する際は、現在処方されている薬剤だけでなく、実際に服用している量や、最近の変更、またその変更理由も確認します。中には、不眠症などのため、以前処方されていた薬や、家族や友人にもらった薬を服用していることもあります。薬剤性に症状をきたしている場合には、入院時から被疑薬を減量または中止することが誤嚥性肺炎の治療にもなるため、介護者が帰ってしまう

前に外来で確認しましょう。

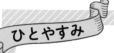

まとめ 誤嚥性肺炎を疑うときは、脳血管障害や気道狭窄などの緊急疾患の可能性をその場で考えます。意識障害や嘔吐がある場合は、その原因も精査し、誤嚥性肺炎のリスクとなる薬剤は中止を検討します。

（吉松）

［参考文献］
1) Yoshimatsu Y, et al. Careful history taking detects initially unknown underlying causes of aspiration pneumonia. Geriatr Gerontol Int. 2020; 20: 785-790.
2) Yoshimatsu Y, et al. Hemorrhaging from an intramedullary cavernous malformation diagnosed due to recurrent pneumonia and diffuse aspiration bronchiolitis. Intern Med. 2021; 60: 1451-1456.

ひとやすみ

食事指導を守れず誤嚥したと思ったら……

　ある日、当直をしていると、他院で喉頭癌の手術を受けた患者さんが、深夜に受診しました。手術を受けた病院で嚥下食を指示されていましたが、それを守らずにおでんを食べたらむせ込んで呼吸が苦しくなってしまい、誤嚥をしているんじゃないかと不安になったそうです。吸気時の喘鳴があり、CTでは気管に異物が写っています。「かかりつけ医の指示を守っていれば……」と思いながら気管支鏡を行うと、驚きました。気管にみられたのは誤嚥した異物ではなく、気管切開孔を閉鎖後の肉芽だったのです。確かにCTでみられる異物は辺縁がつるっとしており、腹側に付着しています。よく聞くと、症状は突然ではなく、術後から徐々に出てきていたようです。先入観をもたず、丁寧に病歴を聞くことの大切さは、強調してもしきれません。

（吉松）

Q06

グラム染色は必要？

肺炎診療では喀痰のグラム染色が大事と教わりました。でも誤嚥性肺炎では
どこまで役に立つのかなと思います。誤嚥性肺炎のグラム染色の特徴や、原
因菌について教えてください。

（1年目研修医）

　グラム染色は肺炎診療において重要ですが、診療に活かすには、他の検査
と同様に、適用と方法をよく理解する必要があります。

　日本のガイドラインで、特にNHCAPの診療においては、喀痰グラム染色
についての記載はあまりありません。米国のガイドラインでは、重症の場合
や、MRSA、緑膿菌の治療を行うか決定するときには推奨されています。

　米国と日本では、グラム染色を行う環境を含めて医療体制が異なるため、
日本での肺炎診療にそのまま落とし込むかは議論の余地がありますが、参考
にすべき点もあると考えます。グラム染色という武器を臨床で効果的に使用
するには、その長所と短所を知ることが大事です。肺炎における長所と短所
を理解していきましょう。

喀痰グラム染色の特性を理解しよう

　肺炎でのグラム染色検体は主に喀痰であり無菌検体ではないことに注意が
必要です。血液や髄液などとは異なり、**グラム染色で菌がみえた、培養で菌
が生えたからといって、それが原因菌と決まるわけではありません**。口腔内
の唾液をみても口腔内細菌をみているだけになってしまいます。グラム染色、

また喀痰培養検査を行うときは、良質な喀痰検体で評価するようにしましょう。喀痰の質を示す客観的指標としてGeckler分類もしくはMiller & Jones分類を確認することも、喀痰の質の評価に有用です。

誤嚥性肺炎におけるグラム染色の意義

誤嚥性肺炎に特徴的なグラム染色の所見としては、良質な膿性痰にもかかわらず、polymicrobial patternで原因菌が推定できないことが多いとされています[1]。逆に、臨床的に誤嚥性肺炎を考えていた症例でグラム染色をして、緑膿菌やMRSAの貪食像がみられた場合は、抗菌薬選択に大きな影響を与えます。後述しますが、誤嚥性肺炎が該当することも多いNHCAPにおいて、初期治療で緑膿菌をカバーしないエスカレーション治療を選択する場合には、喀痰グラム染色で**グラム陰性桿菌の貪食像を示唆する所見がないことを確認**することが望ましいと考えます。

グラム染色は簡便だが修練も欠かせない

グラム染色のハードルを上げたいわけではないのですが、グラム染色の検体処理や評価には、ある程度熟練した者が行う必要があります。評価に悩んだときには積極的に微生物検査室の検査技師に直接質問してみましょう。

自身で評価できるようになりたい場合は、近年はわかりやすい書籍も多数出ていますし、グラム染色が紹介されているサイト（https://gram-stain.com/）も非常におすすめです（polymicrobial patternも載っていますね。https://gram-stain.com/?p=72）。

また最近では、ワークショップ型の研修会も増えてきていますので、興味を持たれたら参加して学んでから実臨床に活かすようにしましょう。

まとめ　グラム染色は、検体処理・評価を適切に行えば、誤嚥性肺炎においても有用な検査です。緑膿菌やMRSAのカバーを行うかどうかの判断材料の一つに、活用しましょう。

（山入）

[参考文献]
1）Fukuyama H, et al. Validation of sputum Gram stain for treatment of community-acquired pneumonia and healthcare-associated pneumonia: A prospective observational study. BMC Infect Dis. 2014; 14: 534.

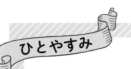

グラム染色と感染対策

　Q6でも何度か出てきましたが、グラム染色は感染症診療の重要な検査の一つです。しかし、様々な病院での見学経験などを思い返しますと、ベットサイドでグラム染色を行っている病院において、感染対策が十分ではないのではと思われる場面もみられました。グラム染色をもとに感染症診療を行うことの前提として、適切な感染対策を講じていることがあるべきだと私は思います。

　COVID－19流行を契機に、全国の病院の様々な場面での感染対策が見直されていると思います。グラム染色に基づいた感染症診療が全国で行われてきている中で、もう一度グラム染色における感染対策について見直されたらよいなと思います。

（山入）

血液培養や
尿中抗原検査は必要？

抗菌薬による治療を始める前には血液培養を採取するようにと教わりました。でも誤嚥性肺炎では陽性率が低いと聞いたことがあるのですが、全例で必要でしょうか？　あと、尿中抗原検査も誤嚥性肺炎で行ったほうがいいですか？

（3年目膠原病内科専攻医）

　検査を習慣的に行うことが推奨されているのは限られた場面においてのみです。また、誤嚥性肺炎で入院される方は、様々な背景をもつために、それぞれの検査の意義や侵襲を考えたうえで検査を行うようにしましょう。

誤嚥性肺炎で血液培養は必要ない？

　CAPの血液培養について、日本のガイドライン[1]では、「重症市中肺炎患者の抗菌薬治療開始前に血液培養を行うこと」が推奨されています。一方で、誤嚥性肺炎については血液培養陽性率がより低く、その臨床的意義は低いと考えられています。しかし、それは初診時の誤嚥性肺炎という診断が正しかった場合です。誤嚥性肺炎を初診時に診断することは非常に難しいものです。

　「嘔吐→誤嚥」のエピソードが明らかな場合でも、嘔吐の原因が尿路感染症や胆道感染症であったとき、血液培養からわかるケースも多くあります。また最終的に、カテーテル関連血流感染症や感染性心内膜炎の診断に至った症例では、誤嚥性肺炎が初期診断病名としてつけられていることが多いです。そのため、**誤嚥性肺炎であるかどうかを担保する意味**でも、誤嚥性肺炎と診断するときや治療前（特に、敗血症の状態で、広域抗菌薬を投与する前）は、血液培

養2セットを積極的に採取すべきと考えます。

　しかし、ルーティンというわけではなく診療の場に応じて、柔軟に対応しましょう。ガイドラインでも述べられているように、終末期や老衰状態と判断され、個人の意思やQOLを考慮した治療やケアを行う段階にある患者さんに、血液培養検査は負担となる可能性もありますので、適応を考えて行うようにしましょう。

尿中抗原検査は低侵襲

　尿中抗原検査は、低侵襲かつ直接的に原因菌を推定できる検査です。高齢者肺炎や誤嚥性肺炎でも、その検査の特性を理解したうえで活用すれば非常に有用です。

尿中肺炎球菌抗原検査

　日本のガイドラインでは、CAPの診療においてではありますが、「尿中抗原検査を全例に施行することを弱く推奨する」となっています。またNHCAPや誤嚥性肺炎でも、肺炎球菌が原因菌となる可能性は変わらず高いとされるため、高齢者の誤嚥性肺炎を考える症例でも、尿中肺炎球菌抗原検査を行うことを考えましょう。

　尿中肺炎球菌抗原検査は、感度が十分とはいえませんが、特異度が高い検査であり、**陽性となった場合には、肺炎球菌が原因菌と考えて治療を考慮**することができます。有効な喀痰を得ることが難しく、原因菌を検出することが少ない高齢者肺炎において有用な検査です。ただし、感染後数か月にわたり、莢膜抗原が尿から排出される可能性があること、肺炎球菌ワクチン接種後やStreptococcus属感染などによる偽陽性の報告があることは念頭に置く必要はあります。

尿中レジオネラ抗原検査

　誤嚥ではレジオネラ肺炎は生じないと考えられるので、誤嚥のエピソード

が明らかな場合や軽症の場合には、尿中レジオネラ抗原検査を全例に行う必要はありません。しかし、レジオネラは培養で検出することが困難な微生物で、診断が容易ではありません。治療薬はレボフロキサシンが第一選択になりますが、抗酸菌感染をマスクするために、安易に使いにくいのが現状です。そこで、レジオネラ肺炎かどうかによって治療が変わります。重症例や、高体温・高CRP血症・低Na血症の有無など[2]、**事前確率が高いと考えた場合には、検査を検討**すべきと考えます。

　従来の検査法では、レジオネラ・ニューモフィラの血清型1しか検出することができず、感度が低いと指摘されていましたが、2019年に発売されたリボテスト® レジオネラでは、すべての血清型（1～15）が検出可能となっています。自施設で行われている検査を調べてみましょう。

　レジオネラ肺炎の診断は、喀痰LAMP法による遺伝子検査も普及しています。尿中抗原と両方を算定することはできないため、どの検査を行うかは、病院の検査体制を踏まえて検討しましょう。

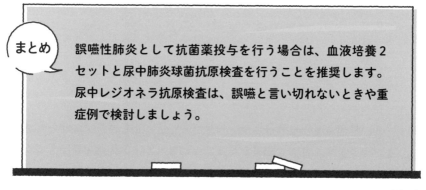

まとめ　誤嚥性肺炎として抗菌薬投与を行う場合は、血液培養2セットと尿中肺炎球菌抗原検査を行うことを推奨します。尿中レジオネラ抗原検査は、誤嚥と言い切れないときや重症例で検討しましょう。

（山入）

［参考文献］
1）　日本呼吸器学会, 他編. 成人肺炎診療ガイドライン2017.
　　https://www.jrs.or.jp/modules/guidelines/index.php?content_id=94（会員のみ閲覧可）
2）　Fiumefreddo R, et al. Clinical predictors for Legionella in patients presenting with community-acquired pneumonia to the emergency department. BMC Pulm Med. 2009; 9: 4.

Q 08

入院適応は？

誤嚥性肺炎の患者さんの入院適応は、A-DROPなどで判断するといいですか。
入院すると弱ってしまう患者さんが多いので、入院させることが正解なのか
どうか、いつも悩みます。 （6年目血液内科医）

　誤嚥性肺炎といえば反射的に入院と考えがちですが、入院はよいことばか
りではないため、吟味したいところです。環境の変化や臥床傾向になること
で活動性や認知機能が低下し、廃用やせん妄をきたしやすくなります。しか
し、職場で患者さんを診療している私たち医療従事者とは異なり、自宅で24
時間**看病をしているご家族の不安や苦労への配慮**も必須です。入院の必要性
を客観的に評価し、患者さんの意向や個々の事情に配慮した決断ができると
いいですね。

入院の判断に用いられる客観的指標とその限界

　肺炎の重症度判定のため日本で開発されたA-DROPは、治療の場の目安に
も使われます（**表1**）[1]。また、敗血症の可能性をみるSOFAスコアを簡易化
したquick SOFAスコアも有用です（**表2**）[1]。より詳しいPneumonia Severity
Index（PSI）は、併存症や診察・検査所見も含めて評価し、70点までが外来治
療の目安となります。こうしたスコアは非専門家でも肺炎の重症度を客観的
に評価でき、方針を判断する際の一つの材料となります。

表1 A-DROP

Age	男性≧70歳、女性≧75歳
Dehydration	BUN≧21mg/dL または脱水あり
Respiration	SpO$_2$≦90%（PaO$_2$≦60Torr）
Orientation	意識変容あり
Pressure	収縮期血圧≦90mmHg

※軽症：該当項目なし
　中等症：1〜2項目
　重症：3項目
　超重症：4〜5項目（ショックがあれば、1項目のみでも超重症）
（日本呼吸器学会成人肺炎診療ガイドライン2017作成委員会. 成人肺炎診療ガイドライン2017.
p.12より作成）

表2 quick SOFA（qSOFA）スコア

・呼吸数≧22回/分
・意識変容（Glasgow Coma Scale＜15）
・収縮期血圧≦100 mmHg

※2点以上で、敗血症が疑われる
（日本呼吸器学会成人肺炎診療ガイドライン2017作成委員会. 成人肺炎診療ガイドライン2017.
p.11より作成）

　注意したいのは、スコアには患者さんの意向や身体機能、生活状況は反映されないということです。肺炎は軽症でも、認知機能や嚥下機能の観点から服薬が難しく、入院が望ましいかもしれません。あるいは、訪問診療や在宅介護の体制が整っており、状態が悪化しても自宅で看病することをかねてより決めているかもしれません。誤嚥性肺炎においては、**スコアに反映されないこうした要素が特に重要**になります。

入院しなければ、できないこと

　誤嚥性肺炎の患者さんが入院するかどうかを決めるとき、身体所見や検査結果、スコア、患者さんやご家族の意向や病院の事情など、数々の情報に惑わされることがあります。**「入院しなければできないこと」をはっきりさせる**と、判断しやすくなります。例えば、酸素投与、持続的な輸液や経管栄養、

痰吸引などは、一般的には入院診療で行います（訪問診療の体制が充実している場合には、この限りではありません）。そこで、これらが必要であれば、入院診療を勧めています。帰りたがる患者さんにも「酸素投与が必要なので、今夜は入院したほうがいいですが、酸素が不要になれば早めに帰れるようにしましょう」などと、入院を勧める理由や退院の目安を伝えると、納得されやすくなります。

逆に、酸素化が保たれており、水分や内服薬を飲むことができ、ある程度自己排痰ができそうで、ご家族や介護者が看病できそうなら、外来治療を検討します。あるいは、病状が悪化しても自宅での緩和的な対応を希望されている場合も同様です。

このとき、患者さん、ご家族、介護者が顔を合わせて相談すると、納得を得やすいように感じます。特に施設入所されている場合は、一人に多くの時間をかけることや度々受診することも難しいため、入院を勧めざるを得ないことがあります。

すぐに決断することが難しいとき

上のような基準で考えても、決断が難しいときもあるでしょう。そんなときは、「とりあえずやってみて考える」という方法もあります。

例えば、病状が悪化しなければ一両日中に退院するという前提で一旦入院してもらうことはよくあります。肺炎の初期には、病状が悪化する可能性もあるため、軽症と言い切れないときにはこの方法をとるのがより安全です。また、深夜に救急搬送されたときなどは、帰宅することになっても交通手段がない（介護タクシーを手配できない）場合があるため、日中に交通手段や帰宅後の介護者を確保して万全の準備を整えてから帰ってもらうほうが安心です。

反対に、一旦自宅療養をしてみて、数日後に受診の予約をとっておき、そのときに改めて相談する方法もあります。ご本人がどうしても帰宅したい場合などは、その場で説得を繰り返すよりも、こうして少し時間を置くことが有用なこともあります。帰宅する際は、病状がすぐれないときや心配事があ

るしきは予約日まで無理に待たず、いつでも連絡するよう伝えましょう。

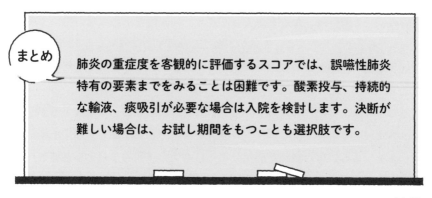

（吉松）

［参考文献］
1）日本呼吸器学会, 他編. 成人肺炎診療ガイドライン2017.
　　https://www.jrs.or.jp/modules/guidelines/index.php?content_id=94（会員のみ閲覧可）

Q 09

抗菌薬選択のポイントは？

誤嚥性肺炎の抗菌薬は軽症ならアンピシリン・スルバクタム、重症ならタゾバクタム・ピペラシリンと考えていました。抗菌薬選択の際に注意することがあれば教えてください。

（1年目研修医）

　慌ただしい救急外来などで抗菌薬投与の選択を迫られるときに根拠に基づいて判断できるように、初期治療を選択するためのポイントを押さえておきましょう。

嫌気性菌カバーは必要？

　Q2（p.5へ）で言及したように、誤嚥性肺臓炎の場合は抗菌薬投与せずに経過をみることも許容されます。**誤嚥性肺臓炎かどうかをまずは考える**ようにしましょう。

　誤嚥性肺炎として抗菌薬選択を考えるときは、誤嚥性肺炎はHAP／NHCAPに該当する症例が多く『成人肺炎診療ガイドライン2017』[1]（**図3**）を基本に考えていくようにしましょう。

　誤嚥性肺炎に対して初期の抗菌薬選択は、嫌気性菌カバーを考慮してアンピシリン・スルバクタムが選択されることが多いです。口腔内の嫌気性菌はセフトリアキソンでもカバー可能とされており、米国のガイドライン（CAPが対象ですが）でも、膿胸・肺化膿症でなければ、ルーティンの嫌気性菌カバーは不要であるとされています。アンピシリン・スルバクタムは、腎機能が正

常範囲であれば1日4回投与となり、セフトリアキソンは、1日1回投与が可能な薬剤です。在宅での治療も含めて考慮すると、誤嚥性肺炎だからアンピシリン・スルバクタムと考えるのではなく、セフトリアキソンでの開始も考慮しましょう。

Escalation治療

- 敗血症(−)で、重症度が高くない*1
かつ
- 耐性菌リスク(−)

内服薬(外来治療が可能な場合)
- β-ラクタマーゼ阻害薬配合ペニシリン系薬*2+マクロライド系薬*3
- レスピラトリーキノロン*4, 5

注射薬
- スルバクタム・アンピシリン
- セフトリアキソン*6、セフォタキシム*6

[非定型肺炎が疑われる場合]
- レボフロキサシン*5, 6

De-escalation単剤治療

- 敗血症(+)、または、重症度が高い*1
または
- 耐性菌リスク(+)

注射薬(単剤投与)
- タゾバクタム・ピペラシリン
- カルバペネム系薬*7
- 第四世代セフェム系薬*6, 8
- ニューキノロン系薬*5, 6, 9

De-escalation多剤治療

- 敗血症(+)、または、重症度が高い*1
かつ
- 耐性菌リスク(+)

注射薬
(2剤併用投与、ただしβ-ラクタム系薬の併用は避ける)
- タゾバクタム・ピペラシリン
- カルバペネム系薬*7
- 第四世代セフェム系薬*6, 8
- ニューキノロン系薬*5, 6, 9
- アミノグリコシド系薬*7, 10, 11

[MRSA感染を疑う場合*11]
+
- 抗MRSA薬*12

図3　HAP/NHCAPのエンピリック治療抗菌薬
(日本呼吸器学会, 編. 成人肺炎診療ガイドライン2017. 日本呼吸器学会, 2017, p.43より作成)

*1：重症度が高い、NHCAPではA-DROPで重症以上、HAPではI-ROADで中等症（B群）以上
*2：スルタミシリン、アモキシシリン・クラブラン酸（いずれも高用量が望ましい）
*3：クラリスロマイシン、アジスロマイシン
*4：ガレノキサシン、モキシフロキサシン、レボフロキサシン、シタフロキサシン、トスフロキサシン
*5：結核に対する抗菌力を持ち、使用に際しては結核の有無を慎重に判断する。
*6：嫌気性菌感染を疑う際には使用を避けるか、クリンダマイシンまたはメトロニダゾールを併用する。
*7：メロペネム、ドリペネム、ビアペネム、イミペネム・シラスタチン
*8：セフォゾプラン、セフェピム、セフピロム
*9：レボフロキサシン、シプロフロキサシン、パズフロキサシン（パズフロキサシンは高用量が望ましい）
*10：アミカシン、トブラマイシン、ゲンタマイシン
*11：腎機能低下時や高齢者には推奨されない。
*12：以前にMRSAが分離された既往あり、または、過去90日以内の経静脈的抗菌薬の使用あり。
*13：リネゾリド、バンコマイシン、テイコプラニン、アルベカシン

広域抗菌薬は必要？

　NHCAPだから広域抗菌薬を使うというわけではなく、①敗血症の状態でないこと、②重症度評価が高くないこと、③耐性菌リスク因子が少ないことを条件として、アンピシリン・スルバクタムもしくはセフトリアキソンから治療を開始するEscalation治療が推奨されています。

　呼吸状態が安定しているから、CRPが高くないからという理由だけでEscalation治療となるアンピシリン・スルバクタムもしくはセフトリアキソンから治療を開始するのではなく、その**背景因子や適切な重症度評価を踏まえて抗菌薬選択を行う**ようにしましょう。

　選択の基準として追加で検討するとすれば、一つは**過去の培養結果**でしょう。過去の培養結果で喀痰から緑膿菌を代表とした耐性菌の検出がある場合には今回の原因菌となるリスクがありますので、カバーを行うかどうかについて考えましょう。もう一つはグラム染色を使用する方法です。重症度や耐性菌リスク因子評価に加えて、**良質な喀痰のグラム染色**でグラム陰性桿菌の貪食像が確認されない場合や、肺炎球菌の貪食像が確認される場合などはより根拠をもってEscalation治療を選択することができます。

　広域抗菌薬の使用を減らして、耐性菌を減らすことも意義あることですが、目の前の患者さんに対して、**適切な評価を経ずに狭域抗菌薬を投与することが抗菌薬適正使用ではありません。**HAP／NHCAPに該当する高齢者肺炎に対して、抗緑膿菌作用のない薬剤を選択する場合には、その根拠をもって選択するようにしましょう。

耐性菌のリスク因子（4項目）

1）過去90日以内の経静脈的抗菌薬の使用歴
2）過去90日以内に2日以上の入院歴
3）免疫抑制状態
4）活動性の低下：PS ≧ 3、バーセル指数*＜50、歩行不能、経管栄養または中心静脈栄養法
→ 2項目以上で耐性菌の高リスク群

＊：バーセル指数：1.食事、2.移動、3.整容、4.トイレ動作、5.入浴、6.歩行、7.階段昇降、8.着替え、9.排便、10.排尿について
　　各々0〜15点で評価し、0〜100点でスコアリングする。

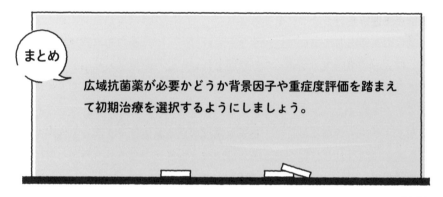

まとめ

広域抗菌薬が必要かどうか背景因子や重症度評価を踏まえて初期治療を選択するようにしましょう。

（山入）

［参考文献］
1）　日本呼吸器学会, 編. 成人肺炎診療ガイドライン2017. 日本呼吸器学会, 2017.

Q 10

外来では
どのような面談が必要？

入院となったときの面談は、何に気を付けたらいいでしょうか？　「DNARは確認した？」と指導医に聞かれますが、いきなり外来で、どう話したらよいのかわかりません。

（1年目研修医）

　誤嚥性肺炎での外来面談については、緊急入院がほとんどで、患者さん本人の意向がその場でわかりにくく、初対面で急変時対応についても言及する必要があるため、難しいことも多いです。キーパーソンと患者さんとの関係性も様々なため、個別の対応力も必要となります。外来での面談で信頼関係を築き、安心して治療を受けてもらえるよう、初療時の面談では、次のことを意識しましょう。

外来での病状説明でできる配慮

　入院時、検査や治療でバタバタとして忘れられがちですが、まずは**患者さん本人へ病状説明**を行いましょう。なぜ入院するのか、なぜ食事をとらせてもらえないのか、わからないまま入院となると、不信感から治療に協力が得られにくかったり、不眠やせん妄などにつながったりすることがあります。誤嚥性肺炎の可能性があるため入院となったこと、点滴だけでなく食事療法やリハビリも治療の一環として行うことを伝えましょう。また、時間がない中で、いろいろと伝えるべきことはありますが、まずは、本人とともに、ご家族の状況を汲み取って理解することを優先しましょう。

伝えるべきこととして、肺炎が原因と思われる症状が出ており、酸素療法や抗菌薬治療が必要であること、多職種でしっかり治療を行うことを伝えます。

加えて、原因として、誤嚥が関与している可能性があることに言及します。また、誤嚥性肺炎や肺炎という病気が、今の日本において、死亡原因の上位であることにも触れます。そのため、治療しているにもかかわらず、数日内で急に状態が悪くなる可能性があることも伝えます。医療従事者は、知識と経験により最悪の事態の可能性まで想定できていますが、ご家族にとっては初めての経験であり、目の前の患者さんの姿から「命に関わるかもしれない」と考えるのは、現実的でないかもしれません。「死亡の可能性がある」という話は、特に初めて聞く場合、ショックを受ける方が多いので、反応をみながら、サポートする姿勢を示すようにしましょう。

心肺停止時の対応

病状を説明したら、心肺停止時の対応について、本人やご家族に意見を聞きましょう。もしご家族が来院できていないときは、取り急ぎ、電話で確認するようにしましょう。

近年は、「DNAR（Do Not Attempt Resuscitation）を確認する」ということが浸透してきたため、誤嚥性肺炎での面談で、DNARについて触れることがかなり増えています。しかし、**1回1回の話し合いが、やや雑になっている**場面をみることもあります。

まず心肺停止時の対応について、今まで聞かれたことがあるかどうかを確認します。特に初めて聞かれる場合には、DNARとはどのような方針をとるのか、正しく丁寧に説明します。DNARはあくまで心肺停止時の対応であり、抗菌薬や点滴、酸素投与など、必要な治療は行うことを強調します。呼吸状態が悪化した際の気管挿管を伴う人工呼吸管理についても、このときの反応をみて話すようにしましょう。

そして、最初に本人がどのような意思を持っているのか、また、ご家族としての意見はどうかも聞き、DNARとするかどうか、方向性を決めるように

します。時に、ご家族とだけで話を完結してしまうこともあるかもしれませんが、本人の意思を確認する過程を置き去りにしてはいけません。

　ご高齢の方や、基礎疾患の状況によっては、医療従事者からするとDNARの方針にしたほうがよいと感じることがあるのも事実ですが、押しつけになってはいけません。また、「急に心臓が止まったら、心肺蘇生をしますか？　具体的には、肋骨が折れるかもしれないくらい心臓マッサージをしますか？　口に管を入れますか？」と矢継ぎ早に聞くようなことは避けるべきです。これらは具体的に説明する内容ではありますが、なぜそのようなことを決めるのか、また、どのようなときにそういった状況になるのかも説明する必要があります。決して**医療従事者の価値観の押しつけとならないよう、注意**すべきです。

　また、どちらの方針となった場合でも、もしくは外来では決めきれないときも、「入院後もお話しを続けていきましょう」と、引き続きサポートする姿勢を示すようにしましょう。そして、面談の記録も重要です。外来ではどういった話し合いをしていて、ご家族は何について悩まれているのかを記載しておくことで、入院後の面談を円滑に開始することができます（**Q35**、p.138へ）。**入院担当者へきちんと引き継ぐまでが外来担当者の責務**であることを自覚し、丁寧な記録を徹底するとともに、文字で伝わりにくいことは直接伝えるといった心がけも重要です。

> **まとめ**　誤嚥性肺炎の治療概要とともに、悪化の可能性があることを説明し、心肺停止時の対応についても確認します。相手の理解に合わせて行い、丁寧に記録、伝達しましょう。

（山入）

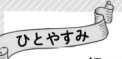

経口第3世代セフェム系抗菌薬は不要？

　AMR（薬剤耐性）対策として不適切な抗菌薬使用を減らすことが将来の耐性菌対策として重要です。特に経口第3世代セフェム系抗菌薬は不適切な使用が多く、病院採用自体から減らされています。しかし、本当に全く不要なのでしょうか。

　私がここで訴えたいのは「既存の」経口第3世代セフェム系抗菌薬の適切な使用は非常に限定的ですが、「経口第3世代セフェム系抗菌薬そのもの」が不要なわけではないということです。

　経口第3世代セフェム系抗菌薬の問題点は大きく分けて、①バイオアベイラビリティー（BA）が低いこと、②そもそも抗菌薬が不要なウイルス感染に使用されていること、③小児で副作用が多いこと、です。逆にいえば、BAがよければという条件付きで、成人の入院診療で第1世代セフェムやアモキシシリン／クラブラン酸に耐性、第3世代セフェムに感性のグラム陰性桿菌感染症に、経口第3世代セフェム系抗菌薬が必要な状況はあります。例えば尿路感染症や肺炎で検出する大腸菌・肺炎桿菌などのグラム陰性桿菌がアモキシシリン／クラブラン酸や第1世代セフェム系抗菌薬に耐性で第2世代セフェム・第3世代セフェムに感受性が良好であることは、まま経験します。そのような方に内服抗菌薬へ変更する際に、より広域な経口キノロンが使われてしまっていることや、静注抗菌薬の期間が延長され入院期間が長くなってしまうことも、みられているのが現状です。

　今後、入院期間の短縮や、在宅療養への移行が求められる中で、経口抗菌薬の重要性は増していくことが予想されます。ST合剤・ミノマイシンなど既存の経口抗菌薬の使用で解決できる部分もまだ残されていることは確かです。しかし近年、抗菌薬の安定供給について不安を感じるニュースも多く、治療選択肢としてBAのよい「新たな」経口第3世代セフェム系抗菌薬が必要と思います。

　近年、新たに発売される抗菌薬は広域なキノロンや多剤耐性菌にのみ適応のあるものがほとんどです。日本の感染症業界としては、議論を前に進めて、「経口第3世代セフェム系抗菌薬そのもの」が不要なのか、「BAのよい経口第3世代セフェム系抗菌薬」が求められているのかを丁寧に議論を重ねていく必要があると思います。

（山入）

第2章

入院で受け持つことになったら（病棟編）

誤嚥性肺炎の患者さんを入院で担当することになると、抗菌薬や輸液、嚥下評価やリハビリと、考えることがたくさんあります。難しく感じてしまいがちですが、医療従事者の気付きにより患者さんの予後やQOLが大きく変わる、やりがいあるところです。少しの工夫で診療の質が向上するポイントを知っておきましょう。

入院で受け持つことになったら病棟ですること

	チェックリスト	関連項目
診断	□病歴聴取、診察	**Q11**、Q12、Q23
	□誤嚥の原因精査	**Q12**、Q24
ケア	□入院時指示	**Q14**、Q15、Q16
	□口腔ケア	**Q17**
	□吸引、排痰	**Q18**、Q19
	□リハビリ	Q19、Q21
	□加算	**Q36**
	□原因疾患別の対応	**Q13**、Q26
嚥下	□嚥下スクリーニング	**Q15**、Q21、Q22、Q23
	□嚥下造影、嚥下内視鏡	Q23、**Q24**
	□飲水、とろみ	Q14、**Q28**
	□内服	**Q16**、Q20、Q33
	□食事	Q15、**Q22**、Q27、Q32
	□非経口栄養療法	**Q25**、Q34
	□胃瘻、誤嚥防止術	**Q34**、Q35
治療	□抗菌薬投与、効果判定	Q29、**Q30**、Q31
	□悪化・再燃したときの対応	**Q31**、**Q32**、Q33
面談	□病状説明、意思決定支援	**Q35**

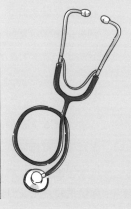

Q11

病歴聴取や身体診察で、気を付けることは？

誤嚥性肺炎の患者さんを受け持ったときに、聞いておいたほうがよい病歴はありますか？　身体所見も一般的に教わったときのようにうまくとれていません。何かコツや見逃してはいけない所見はありますか？　　（1年目研修医）

　初診時の病歴聴取と身体診察は、誤嚥性肺炎に限ったことではなく、最初の治療方針を決定するうえで非常に大事な項目です。外来では十分できていないこともあるため、入院で担当する際に改めて丁寧に確認しましょう。入院後に症状が悪化・改善しているかを評価するときにも重要な情報ですので、ポイントを押さえて病歴聴取と身体診察を行うようにしましょう。

多面的に情報を集めよう

　誤嚥性肺炎により入院となるまでには、患者さんごとの人生のストーリーがあります。肺炎が起きるまでの生活について詳しく聞いて、その後の人生がよりよいものになるように考えていきましょう。特に外来では確認漏れや、十分に情報収集を完了できないことも多いです。入院時に補完していくようにしましょう。

　まずは本人に伺うことから始めましょう。どこまでコミュニケーションがとれるかは患者さんによっても異なりますし、正確なものなのかどうか確認は必要ですが、過去の情報にしても現在のことについても、**本人しか知りえない情報**がたくさんあります。

36

他疾患の緊急入院と同様に、いつからどのように身体に異変を感じたのかについて問診を行います。また、併存疾患や食事の状況について伺いましょう。独居で介護サービスを受けていない方などは今かかっている病院の情報（どこに通院していてそれぞれどのような薬が処方されているか）や、直近で薬が飲めていたのかどうか、食事が食べられていたのかは本人しか知りえません。処方されている薬剤や内服状況については**Q12**（p.40へ）を参考に、誤嚥性肺炎のリスクとなる薬剤が入っているかどうか、確認しましょう。既往歴（過去の入院歴・手術歴など）も確認しましょう。また結核を鑑別するために過去に結核の治療歴があるか、同居していたご家族で結核の治療歴があるか伺いましょう。

ワクチン接種歴も必要です。主に肺炎球菌ワクチン、冬季はインフルエンザワクチン、（2021年9月時点では）新型コロナウイルスワクチンについての情報も必要です。追加で、同居の家族、看護・介護サービスを受けている場合などは、施設介護者、ケアマネージャー、またかかりつけ医などからも情報を集めるようにしましょう。こちらも、同様に受診に至るまでの症状経過を尋ねましょう。発熱、咳嗽、呼吸困難などの症状の出現時期、誤嚥を疑うエピソード（最近嘔吐があったか、食事中にむせこみがあったかなど）の有無、最近肺炎の発症があったか、抗菌薬治療を受けたかどうかについてなど本人が十分に把握できていないこともあるために今一度確認します。

大きな流れとして、**最近のADLや認知機能の変化**についても伺いましょう。歩行、会話、認知機能などの変化は、高齢者で気付きにくい脳血管障害や神経疾患などの発見契機となる重要な情報です。また、食事摂取の状況〔食べていたもの（食形態）、水分のとろみの有無、食事摂取時の介助、姿勢、摂取量など〕は、家族や介護者のほうが正確に把握していることもあり、誤嚥の原因や、入院後の食事を考える際に必要な情報です（**Q12**、p.40または**Q15**、p.54へ）。またかかりつけ医がある場合は、治療経過などについて診療情報提供依頼を行うようにしましょう。

狙いを定めた身体診察をしよう

　まずは、意識状態・バイタルサインを確認しましょう。意識状態については、病歴聴取の情報を踏まえて確認します。敗血症かどうかを確認するために、意識障害、血圧低下がないか、頻呼吸かどうか、脈拍をみてショックではないかを評価するようにしましょう。呼吸状態については、酸素投与量、SpO₂とともに呼吸数について必ず確認しておくようにしましょう。敗血症かどうかとともに、今後の悪化・改善を評価する重要な指標となります。

　誤嚥性肺炎の場合、口腔内は特に注目して、歯科治療や義歯の状況、乾燥・汚染の有無、唾液や痰の付着具合などを確認しましょう。また、呼吸音は誤嚥性肺炎に特異的とはならないものの、coarse cracklesやrhonchiの有無を確認します。咳の強さや痰の喀出状況も注意しましょう。咳が弱々しい、痰がうまく喀出できない、吸引の刺激でも咳が出ないなどの様子がみられると誤嚥が起きていることのリスクと考えられるでしょう。

　高齢者の発熱・呼吸不全の原因疾患を想定しての身体診察を行います。感染性心内膜炎・うっ血性肺水腫を想定しての胸部聴診、尿路感染症・胆道感染症の有無についての腹部診察、蜂窩織炎・褥瘡を想定して皮膚の診察を行いましょう。

　神経診察については、なかなかうまくできないことも多いですが、ポイントとして左右差をみるほか、車椅子への移動、ベッドへの移動、リハビリテーションの際などで神経症状の出現が確認できることもあります。移乗時・運動時の変化は注意してみるようにしましょう。歩行可能な場合は、歩行で異常がないかも確認しましょう。**身体診察を再度丁寧に行うことで、診断を再考できる**ことも多いです（**Q4**、p.11または**Q12**、p.40へ）。

> **まとめ**
>
> 誤嚥性肺炎の初期治療を行ううえで、本人・周囲への詳細な病歴聴取と丁寧な身体診察は非常に重要です。鑑別疾患や誤嚥の原因を探るべく、ポイントを押さえて、情報収集を行いましょう。

（山入）

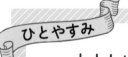

大人しい患者さんだなと思っていたら……

　肺炎はよくなってきたのに、なかなか元気が出ない方がいました。あれこれと聞いてもあまりはっきりした答えは返ってこず、食事もとってもらえません。なぜだろう、とじっとお顔を眺めていると、妙に面長なお顔をされていることに気付きました。もしかして、と顎関節を触ってみたら、やはり脱臼しています。すぐさま整復すると、「アホー！　何しとんねん！」と大声で叱ってくださいました。顎関節脱臼のため、誤嚥性肺炎を生じていたのです。

　アホといわれて、あんなに嬉しかったことはありません。同時に、全身の診察が行き届かなかったことに不甲斐なさを感じました。ご家族も、熱中症で元気がないだけと思っておられたそうです。口腔内を含めた全身の診察の大切さを改めて教えてくれた患者さんでした。

（吉松）

Q 12

誤嚥の原因の調べ方は？

誤嚥の原因を調べなきゃと思いますが、原因になる疾患は膨大な数がありそうです。実際にはどのように調べていくとよいのでしょうか。チェックリストなどはありませんか。

(3年目腎臓内科専攻医)

誤嚥性肺炎は何らかの原因をもとに、二次的に起こっています。結果である肺炎だけを治療しても、また肺炎を繰り返してしまいます。さらに、原因疾患が気付かれないまま進行するかもしれません。原因を特定して、適切に対応するところまでが、誤嚥性肺炎の診療です。チェックリストを活用すると便利です(**表3**)。

誤嚥性肺炎の原因疾患を、見逃さないために

嚥下障害の原因疾患は脳卒中や食道疾患が多いとされます[1]。しかし、陳旧性脳梗塞が原因と思っていたら、実は新たに咽頭癌をきたしていた、ということもあります。誤嚥性肺炎を疑った際には、原因を決めつけず、新たなものも含めて、丁寧に検索します。

「最近、飲み込みにくいんです」と受診する患者さんと、誤嚥性肺炎で緊急入院になる患者さんとでは、原因疾患の性質が異なります。内科で出合うことの多いのは後者で、受診には至っていなかった慢性期疾患であることが多いです[2]。例えばパーキンソン病などの神経疾患では、歩行障害が徐々に出ていたものの、肺炎で入院後に理学療法士に指摘されて初めて診断されるこ

とがあります。また、急性期疾患を発症していても、肺炎の症状と紛らわしくて診断がつかず、のちに判明することもあります。嘔吐後に誤嚥した場合、脳出血や胆嚢炎、尿路感染症が隠れていたりします。誤嚥性肺炎はこうした**危険を示す徴候**（レッドフラグサイン）かもしれないのです。

臓器別に考える誤嚥性肺炎の原因

　誤嚥性肺炎の原因疾患を考える際には、発熱や腹痛の鑑別疾患を考えるときと同じように、慣れている系統的な鑑別法を用いましょう。例えば臓器別に考えると、**脳神経系**では脳血管障害や神経変性疾患、認知症、痙攣、頸髄症、精神疾患などが原因になります。特に脳幹の病変は嚥下障害以外の症状が出にくいこともあり、注意が必要です（**Q5**、p.14へ）。また頭頸部疾患として、咽喉頭や舌の腫瘍、歯牙欠損、声帯萎縮や麻痺、反回神経麻痺が挙がります。頭頸部癌は治療後でも手術による解剖学的な変化、放射線による線維化や唾液分泌障害が誤嚥をきたします。特に照射後5〜10年ほど経過してから出現する晩期障害による声帯麻痺は、原因が気付かれにくくなります。また、顎関節脱臼による唾液誤嚥が肺炎をきたすことも時々経験します。

　消化器疾患は逆流性食道炎や食道裂孔ヘルニアが有名ですが、上部消化管腫瘍による物理的な狭窄や、アカラシア、カンジダ食道炎、全身性強皮症などに伴う食道の機能障害も逆流から誤嚥をきたします。

　呼吸器疾患が誤嚥の原因になる印象はないかもしれませんが、COPDなどにより息切れが生じると、呼吸と嚥下の協調性が崩れ、誤嚥をきたしやすくなります[3]。また、気管支拡張症やびまん性汎細気管支炎、非結核性抗酸菌症などの慢性気道炎症性疾患があると、気道クリアランスが低下し、肺炎をきたしやすくなります。誤嚥性肺炎の原因疾患を考えるときには、誤嚥の原因だけでなく、こうした肺炎の原因を考えることも重要です。同じように誤嚥に加えて肺炎もきたしやすくする原因として、サルコペニアやフレイルなどの**全身性の病態**が挙げられます。**筋骨格系疾患**では、多発性筋炎や筋ジストロフィー、封入体筋炎などの筋疾患、骨折、びまん性特発性骨増殖症など

表3　誤嚥性肺炎の原因チェックリスト

リスク因子	なし	既知／慢性	新規に出現している可能性
意識障害	☐	☐ 原因：	☐ 原因精査を （低活動性せん妄、薬剤性、癲癇など）
衰弱、長期臥床	☐	☐ 原因：	☐ 原因を検討 （骨折、サルコペニア、神経疾患など念頭に）
脳血管障害／腫瘍など	☐	☐	☐ 顔面左右差／四肢麻痺／しびれ／構音障害→新規にあればCT／MRI
慢性神経疾患	☐	☐ 病名：	☐ 他では説明困難な筋力低下などの症状 → コンサルト検討
認知症	☐	☐ 病名：	☐ Mini-Cog（下記参照）→ 3 点未満で、介入検討（ACPを含めた対応を） ①次の言葉を復唱し、覚えておいてください「バナナ、日の出、椅子」 ②（円を描いた紙を渡す）時計の時間を示す数字を書いてください ③11時10分を指す時計の針を描いてください（ 0 点または 2 点） ④覚えておくようにお願いした 3 つの言葉は何ですか（各 1 点）
パーキンソン病など	☐	☐	☐ 安静時振戦／緩慢／固縮／姿勢反射障害 → 介入検討
口腔・咽喉頭の異常	☐	☐ 原因：	☐ 嗄声、湿性嗄声、吸気時喘鳴、残留感、腫瘍 → 精査検討（嚥下担当医に相談）
顎関節脱臼	☐	☐ 歯科受診検討	☐ 整復しても繰り返す →歯科受診検討
口腔内の乾燥・不衛生、歯牙欠損、義歯不適合	☐	☐ 歯科受診検討	☐ 口腔ケアの強化、歯科受診検討
嘔吐	☐	☐ 原因：	☐ 原因精査を（エコー／CT／上部消化管内視鏡検査など）
嘔気、胸焼け、つかえ感	☐	☐ 原因：	☐ GERD、ヘルニア、腫瘍、カンジダなど念頭に：PPIを試す、またはGF検討
慢性気道炎症性疾患	☐	☐ 病名：	☐ 病名：（COPD、NTM、DPB、気管支拡張症など）→ 診断、治療検討
低栄養	☐	☐ 原因：	☐ 原因精査や介入検討（栄養士に相談を検討）

医原性（薬剤以外）		なし	あり（既往も含む）
異物留置	気管カニューレ	☐	☐ カニューレ変更や管理方法の再考
	経鼻胃管	☐	☐ 抜去、細くする、注入中止、内容／量／速度の変更を検討
	胃瘻	☐	☐ 注入中止、内容／量／速度の変更を検討
処置／治療	手術	☐	☐ 部位：口腔、咽頭、喉頭、胃、食道、その他
	放射線	☐	☐ 部位：口腔、唾液腺、咽頭、喉頭、食道

薬剤性	なし	あり（種類を選択）→ 減量、中止を検討
ドパミン拮抗	☐	☐ 抗精神病薬、制吐剤、その他：＿＿＿＿＿
鎮静、筋弛緩	☐	☐ 睡眠薬、抗不安薬、筋弛緩薬、抗てんかん薬、その他：＿＿＿＿＿
鎮咳作用	☐	☐ 非麻薬性、麻薬、その他：＿＿＿＿＿
口腔乾燥	☐	☐ 抗うつ薬、利尿薬、排尿障害治療薬、抗アレルギー薬、抗コリン薬、その他：＿＿＿＿＿（※喘息/COPDの場合は減量により誤嚥悪化リスクあり）
制酸薬	☐	☐ PPI、H₂ブロッカー、その他：＿＿＿＿＿（※難治性GERDの場合は減量により誤嚥悪化リスクあり）

ワクチン歴	あり	なし
肺炎球菌	☐ ５年以内に接種済み：時期＿＿＿＿	☐ ５年以上前／未接種 → 接種検討（自費説明）
インフルエンザウイルス	☐ 今季、接種済み	☐ 今季、未接種 → 接種検討（自費説明）
新型コロナウイルス	☐ 今季、接種済み	☐ 今季、未接種 → 対応法を確認

も嚥下障害の原因となります。びまん性特発性骨増殖症は全身の靱帯が加齢や骨代謝の変化に伴って骨化する疾患ですが、頸椎の前縦靱帯が骨化すると咽頭クリアランスを妨げ、誤嚥をきたします。頸部の可動性が悪いときなどは、頸椎側面のX線を撮影してみましょう。その他、胸部大動脈瘤による反回神経麻痺、甲状腺機能低下症や副腎不全、電解質異常による意識レベルの低下、うっ血性心不全による息切れなど多臓器の疾患が原因になります。

医原性の誤嚥性肺炎

　原因疾患を考えるときに忘れてはならないのが、医原性です。例えば気管挿管後は高頻度に嚥下障害が出ます。気管切開カニューレ、経鼻胃管、胃瘻なども誤嚥性肺炎の原因になります。頭頸部や上部消化管の手術歴、放射線照射歴も確認します。特に胃切除後は逆流による誤嚥性肺炎を頻繁に繰り返しやすく、対策も異なるため、注意が必要です（**Q13**、p.46へ）。

　さらに、頻度が非常に高いのが**薬剤性**です。誤嚥性肺炎の原因となる薬剤は多岐にわたります。鎮静薬や睡眠薬、抗精神病薬、抗てんかん薬、抗不安薬、鎮咳薬などは、嚥下や咳反射の減弱をきたします。利尿薬や抗ヒスタミン薬、抗コリン薬などは口渇感から嚥下障害をきたします。制酸薬や認知症に対する薬剤にも注意します。抗精神病薬や制吐薬は薬剤性パーキンソニズムをきたしやすいことがよく知られています。薬剤歴をみるときには現在服用中の薬剤だけでなく、増減や中止・開始したものとその理由も確認しましょう。また、最近のお薬手帳には載っていなくても、ずいぶん前に処方されたものを服用していたり、家族や知人からもらった薬、市販薬を服用していることもあります。薬剤歴を聞く際にはこうしたことも意識して、ご本人やご家族が話しやすいように、また前医を責めるような表現にならないよう、聞き方を意識しましょう。

もれなく評価するために：チェックリストの活用

　原因を見逃したくないとはいえ、肺炎全例に頭部MRIや内視鏡検査を行うのが適切とはいえません。『成人肺炎診療ガイドライン2017』には、誤嚥のリスク因子および誤嚥による肺炎のリスク因子の一覧が掲載されています[4]。これらをもれなく確認し、適切な検査、薬剤調整やワクチン接種へとつなげられるようにと、文献に基づいてチェックリストを作成し、既に活用しています。**表3** を参考に丁寧に病歴聴取と診察を行いましょう。

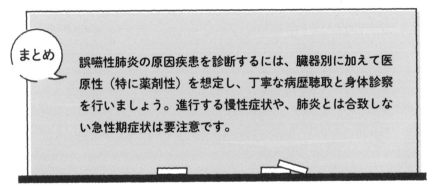

まとめ
誤嚥性肺炎の原因疾患を診断するには、臓器別に加えて医原性（特に薬剤性）を想定し、丁寧な病歴聴取と身体診察を行いましょう。進行する慢性症状や、肺炎とは合致しない急性期症状は要注意です。

（吉松）

[参考文献]

1）Roden DF, et al. Causes of dysphagia among different age groups: A systematic review of the literature. Otolaryngol Clin North Am. 2013; 46: 965–987.

2）Yoshimatsu Y, et al. Careful history taking detects initially unknown underlying causes of aspiration pneumonia. Geriatr Gerontol Int. 2020; 20: 785-790.

3）Yoshimatsu Y, et al. Repetitive saliva swallowing test predicts COPD exacerbation. Int J Chron Obstruct Pulmon Dis. 2019; 14: 2777–2785.

4）日本呼吸器学会, 編. 成人肺炎診療ガイドライン2017.
https://www.jrs.or.jp/modules/guidelines/index.php?content_id=94 （会員のみ閲覧可）

Q13

原因疾患に応じた対応は？

誤嚥性肺炎は、あっさりと治って再発しなかったり、再発を繰り返したりと、原因疾患によって経過や予後が全然違う気がします。原因に応じて、できる治療や予防はありますか。　　　　　　　　　　　（5年目呼吸器内科専攻医）

　同じ誤嚥性肺炎でも、原因疾患やその重症度により、対応は異なります。治療や訓練、肺炎の予防、意思決定や退院後の支援も、それぞれの原因に合わせて対応できるよう、頻度の高い疾患の要点を押さえましょう。

神経疾患は、先行期に注目

　神経疾患は、進行すると必ず何らかの嚥下障害を伴います。特にパーキンソン病では重症度分類とは必ずしも一致せず、病初期から嚥下障害がみられることもあります。神経疾患では、嚥下の先行期（食べ物を口へ運ぶまでの過程）から障害が出ます。認知機能や覚醒度の低下、食欲の低下が症状として出るほか、振戦や動作緩慢、筋強剛、不随意運動などのため食べ物を口へ運びにくいことも、摂食量を低下させます。自律神経障害のため食事性低血圧が起こり失神することもあるため、窒息にも注意が必要です。さらに、こうした不随意運動や動作緩慢は口腔内や咽頭でも起きていると想像すると、食形態や姿勢にも誤嚥に配慮した細心の注意が必要であることが理解できます。流涎が目立つことも多いですが、これは唾液の分泌が多いためではなく、口唇が十分に閉鎖しないことや、唾液嚥下が十分に行えていないことを示唆します。

嚥下障害にはL-Dopaが有効とされます。症状や薬効は変動するため、できるだけ動きのよいとき（onのとき）に食事や内服、口腔ケアを行います。内服薬での症状管理が原則ですが、肺炎やwearing-offなどで内服が難しいときは、貼付薬や注射剤も活用します。

神経疾患に伴う嚥下障害では、症状が原疾患によるものか、薬剤性か、あるいは二次的なものかが見分けにくいことがあります。原因によって対策は異なるので、**サルコペニアや栄養障害、廃用、胃食道逆流症など併存しやすい疾患を鑑別**しながら、専門医にも相談しましょう。さらに、意思決定支援においても、疾患の経過をよく知る医師と一緒に考えることが望ましいと考えられます。疾患によっては、呼吸機能や栄養状態が保たれているうちに胃瘻造設をすることで社会生活を長く続けられることもあります。

消化器疾患には、生活指導を

逆流性食道炎、食道裂孔ヘルニア、上部消化管術後、食道癌や胃癌、アカラシアなどの上部消化管の病態では、主に**消化管内容物の逆流が誤嚥の原因**となります。肺炎で入院した際に、臥床がちになると、逆流がさらに悪化し、肺炎が治りづらくなります。ベッドを平らにせず就寝中も上半身を10度以上ギャッジアップしておきます。食後2時間ほどは横にならず、座位で過ごすよう指導することもあります。経管栄養の場合は、注入前に残渣を確認します。前回の注入から数時間が経過しているにもかかわらず、残渣が多い場合には、注入量や速度を再考します。また、吸引など、嘔吐の引き金になることはできるだけ控えます。特に食後は、吸引やリハビリなどをあまり無理に行わないよう気を付けます。衣服やコルセット、抑制帯の締め付けが症状を悪化させることもあります。消化管の蠕動を減弱させる薬剤の使用（麻薬、鎮痛・鎮静薬、止痢薬など）は慎重に検討し、減量・中止ができないか考えます。

口腔期や咽頭期の障害ではないので、食べ物を軟らかくしたり、とろみをつけたりすることは、あまり有用ではありません。逆流予防策としての生活指導が中心になります。食事を腹八分目にすることや食後の座位保持に加え

て、逆流性食道炎では、逆流を悪化させる食べ物を避け（アルコール、コーヒー、チョコレート、香辛料、酢の物など）、禁煙や減量の指導も重要です。薬物治療も検討します（**Q33**、p.128へ）。ただし、他疾患による嚥下障害も合併している場合は、あわせて食形態の調整が必要なこともあります。また、咀嚼力が不十分な場合は、軟らかい形態やきざみ食などにすることで、食道の通過がよくなることもあるため、症状を細やかに確認するほか、嚥下造影などで食道期も含めて評価することを検討しましょう。

呼吸器疾患では、呼吸を整える

COPDなどの慢性呼吸不全では、息切れのために嚥下時の気道防御（喉頭挙上）がうまく働かないことなどにより、誤嚥をしやすくなります。また、息切れや疲労のため咀嚼や嚥下がしづらくなり十分な栄養を摂取できず、さらに体力が低下して誤嚥をしやすくなるという悪循環に陥ります。間質性肺炎や結核後遺症など拘束性疾患にも同様のことが起こっていると考えられます。また、これらの疾患や気管支拡張症、びまん性汎細気管支炎では気管支の構造や咳嗽力の低下により、気道クリアランスが低下しているため、誤嚥したものや気道分泌物が停滞しやすく、さらに肺炎をきたしやすくなります。

そこで、呼吸を整えることが、肺炎治療にも予防においても重要です。食事までに疲れてしまわないように食前の入浴やリハビリは避け、食事の際は体幹や上肢、頸部が安定するようクッションを活用して姿勢を整え、食事中は息切れしないように酸素投与量を増量するなど工夫します。酸素飽和度が保たれていても、呼吸数や心拍数の増加や、呼吸様式の変化が息切れの指標になることもあるので、よく観察します。口腔ケア時にも息切れしやすいため、食事と同様に姿勢や息遣いに配慮します。

予防においては、まずは原疾患をしっかり治療します。COPDであれば禁煙や吸入療法の強化、呼吸理学療法などが有用です。呼吸様式や酸素投与などにより口腔内が乾燥しやすいため、小まめな含嗽や飲水、状況に応じて口腔用の保湿剤の使用も検討します。

サルコペニアには、栄養とリハビリを

　筋肉の質や量が低下するサルコペニアが原因で、摂食嚥下障害が出ることが近年では共通の認識となりました[1]。嚥下には様々な筋肉の力と協調運動が関係しています。全身のサルコペニアを認める患者さんで嚥下障害がある場合には、それがサルコペニアによるものである可能性を考えます（**図4**）。

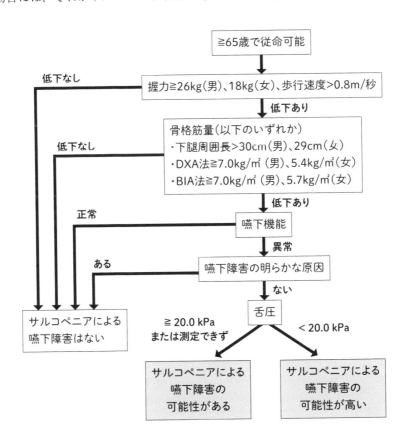

図4　サルコペニアによる嚥下障害の診断アルゴリズム

（Fujishima I, et al. Sarcopenia and dysphagia: Position paper by four professional organizations. Geriatr Gerontol Int. 2019; 19: 91-97より作成）

サルコペニアは、肺炎に罹患するとさらに進行します。そこで、肺炎の治療中から意識的な栄養療法とリハビリを行うことが、進行の予防にも、またサルコペニアの治療にもなります。入院後すぐの急性期にも必要最低限の栄養量は投与し、さらに炎症や呼吸状態が改善してきたら、強化した栄養療法を行い、サルコペニアの改善を図ります。筋力の低下は全身性であるため、姿勢保持や食事の動作で疲労が出やすくなります。安定した姿勢をとれるよう工夫し、食事の終盤には介助をする、食事を30分で切り上げる、少量で複数回に分けて摂取するなどの工夫を取り入れます。サルコペニアは病識を得にくい概念でありながら、改善させるには長期にわたる非薬物療法が重要であるため、**ご本人やご家族の理解や動機づけ**も大切です。

　このように、誤嚥性肺炎では誤嚥や肺炎の原因により治療や予防策が異なります。原因精査をきちんと行うとともに（**Q12**、p.40へ）、原因がわかれば対策を多職種で検討、共有しましょう。

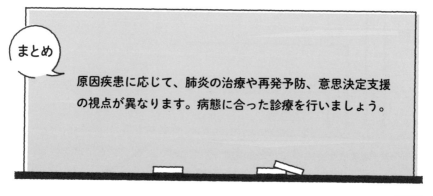

まとめ

原因疾患に応じて、肺炎の治療や再発予防、意思決定支援の視点が異なります。病態に合った診療を行いましょう。

(吉松)

［参考文献］
1)　Fujishima I, et al. Sarcopenia and dysphagia: Position paper by four professional organizations. Geriatr Gerontol Int. 2019; 19: 91-97.

はじめの指示の出し方は？

入院が決まると大慌てで指示を出さないといけないことも多く、安静度など
をじっくり考えられず、いつも同じ指示になってしまいます。誤嚥性肺炎の、
はじめの指示はどうしたらいいですか。

（1年目研修医）

　入院が決まると、患者さんやご家族への説明、点滴の入力作業などに追わ
れて、指示に時間をかけていられません。とはいえ、薬物治療と同じぐらい、
非薬物治療が大事なのが誤嚥性肺炎です。看護師の行うケア一つ一つも、経
過を左右します。いくつかの要点をお話しします（食事については**Q15**、p.54へ）。
自分なりの肺炎指示セットを作ってみるのもよいかもしれませんね。

安静度：離床も治療の一つ

　誤嚥性肺炎は、安静にしていてよくなるわけではありません。むしろ、よ
くないことのほうが多いのです。ベッド上で安静にしていると筋力低下、認
知症の進行、せん妄、嚥下機能の低下、痰貯留や無気肺、ひいては肺炎の悪
化につながりかねません。安静度は厳しく制限せず、生活の中で動く機会を
設けるようにしましょう。例えば一人で歩くことは危なっかしくても、介助
や見守りがあれば安心ですね。私は「介助・見守りがあれば制限なし」とし
ていることが多いです。また、尿道カテーテルを入れない（あるいは早めに抜
去する）ことでトイレに行くよう促す、X線はポータブルではなく検査室で撮
る、持続点滴は避けるといったことも、離床につながるひと工夫です。

加えて、理学療法を依頼し、離床や排痰をさらに促します（これまでに勤務した病院ではいずれも、肺炎の患者さんが入院されたら条件反射的に理学療法を依頼させてもらっていました）。

体位ドレナージ：褥瘡予防と混同しない

　誤嚥性肺炎は、臥床時間が長いと背側にできやすいのです。入院後そのまま仰臥位にしていれば、排痰が難しく、肺炎の悪化や無気肺をきたすかもしれません。もともと喀出力が弱い方が多いので、入院当日から、排痰ドレナージを行いましょう。病棟で2時間ごとなどに行われている体位変換は通常は褥瘡予防を目的としているため、安心できません。より狙いを定めて行う必要性を共有しましょう。「右下葉に痰が多いため、左側臥位の時間を長めに」などと個別化した指示を出せると、よいですね（**Q18**、p.68へ）。

酸素化：高ければよいわけではない

　低酸素血症に対する酸素投与は大事な治療ですが、口腔内を乾燥させ、汚染（細菌の繁殖）や味覚障害の原因にもなります。管が一つ増えることで、せん妄のリスクも高まります。また、誤嚥性肺炎をきたす患者さんは、基礎となる肺疾患や神経疾患のため、もともと換気障害があることも多く、酸素化を高く保ちすぎると、二酸化炭素貯留（II型呼吸不全）もきたしやすくなります。活気や嚥下機能をかえって低下させないよう、酸素投与の量と期間は必要最小限に抑えられるとよいですね。ただし、呼吸器疾患がある場合に、食事動作に伴い低酸素血症をきたして食欲の低下や誤嚥を招くことがあります。食事中や労作時には、必要量をしっかり投与できるよう、評価しましょう。

口腔ケア：初日から少しずつ、保湿もしっかりと

　誤嚥性肺炎の最大の原因は、口腔内常在菌です。つまり口腔内をきれいに

しておかないと、肺炎がよくならないどころか、再燃の原因になります。口腔内の汚染は急に除去しようとしてもかえって傷つけることがあります。食事を摂取する、しないにかかわらず、初日から少しずつ、保湿と清掃を意識するよう看護師と共有します。

　こうした指示は、取り急ぎ口頭で依頼することはありますが、次の勤務帯へも引き継がれるよう、規定の指示簿に記載することも忘れないようにしています。また、記載方法がわかりにくくないかや、現場で実践しづらい（無茶な）指示になっていないかなど、看護師と相談してみるとよいでしょう。指示簿の一例を示します。

【指示簿の例】

- 安静度：介助や見守りがあれば制限なし
- 飲水　：ベッドを45度に上げて枕で頸部を前屈し、スプーンで少量ずつ飲水可
- 食事　：飲水時の姿勢で、ゼリーをスライス状にして介助でゆっくり摂取
- 酸素　：SpO$_2$ 89％以下で1L/分ずつ増量、経鼻4L/分でDr.Call
　　　　SpO$_2$ 94％以上で1L/分ずつ減量
- その他：口腔ケアの徹底とこまめな口腔内保湿をお願いします
　　　　右下葉背側に痰が多いため左側臥位を長めに、しっかり体位変換をお願いします

まとめ

入院初日から離床や排痰ドレナージ、口腔ケアを心がけることも肺炎治療であることを意識した、明確な指示を出しましょう。過剰な酸素投与による弊害にも気を付けましょう。

（吉松）

Q 15

はじめは絶食？

誤嚥性肺炎の患者さんは、入院時はよくわからないのでとりあえず絶食にしています。いつ食事を開始していいのか、どの食事から開始するのかは、どうやって判断するのですか。

(2年目研修医)

誤嚥性肺炎と聞くと、病状を悪化させるのが心配で、つい絶食にしてしまいます。しかし、絶食で肺炎が治るわけではなく、かえって悪化させてしまうことも多いのです。経口摂取の可否は、根拠に基づいて判断しましょう。

治療であり訓練でもある、経口摂取の継続

誤嚥性肺炎になる患者さんの多くは、嚥下機能がもともと低下しています。絶食になって嚥下する回数が普段より減ると、まるで「嚥下訓練を中断している」状態になるため、嚥下機能はさらに低下します。絶食が長引くと予後が悪化することがわかっています[1]。口を使わないと唾液の分泌が低下し、口腔内が不衛生になりやすく、肺炎を繰り返しやすくなります。点滴では十分な栄養を摂取しにくく、臥床時間も増え、栄養障害や廃用、褥瘡も招きます。さらに、食事は精神面への役割も担っています。食事をとらなくなると、日夜のリズムがなく、せん妄や意欲の低下も起こしやすくなります。食事の代わりに入れた点滴や胃管を抜かれないようにと身体抑制をすれば、なおさら負の循環に陥ります。**経口摂取という日常を中断させることは、想像以上に責任が重い**ことを記憶しておいてください。

それでも、どうしても絶食が必要なとき

　いくら経口摂取を継続したほうがいいとわかっていても、治療上、どうしても絶食が必要なときもあります。例えば、何かを口に入れたとしても、それを認識できないほど高度の意識障害や認知症があるときは、窒息する危険性があります。あるいは、酸素を10L/分投与するほど呼吸状態が不安定なら、食べると酸素化がさらに低下するでしょうし、頻呼吸により誤嚥のリスクも高まります。また、体を起こすことができないほどの循環不全や安静度の制限があるなら、食事どころではないですね。このように、意識障害、呼吸不全、循環不全が高度の場合には、病状を悪化させる危険性があるため、絶食もやむを得ません。まずは全身状態を改善させることを優先します。ただし、絶食期間が長引くほど機能は低下します。できるだけ速やかに経口摂取を再開できるように、「**絶食を指示した場合には、翌日に再評価する**」ところまでをひとくくりとすることを、習慣づけましょう。

　また、口腔内の環境も重要です。例えば唾液も嚥下できずにあふれてくるときや、喉元でゴロゴロと音が鳴っているとき、痰を自分で排出できていないときには、水を飲ませようとしても口から手前へこぼれ出たり、咽喉頭へ意図せず流入して誤嚥する可能性が高まります。診察時に口腔内を観察することに加えて、吸引がどれぐらい必要かを担当看護師に教えてもらいましょう。口腔内が高度に汚染したままで水を誤嚥すれば、口腔内の汚れも一緒に気道へ入っていきます。口が乾燥し汚れきった状態では、本来の嚥下機能を発揮できません。入院時から早急に口腔ケアを行いましょう。すぐにきれいになればそのまま嚥下評価と食事の開始を検討できますが、汚れが硬くこびりついて取れないときには、きれいになるまでに日数がかかることもあります。こういうときは、経口摂取を焦らず、翌日に再評価することとします。

絶食が不要な、ほとんどの症例

　今まで絶食としていた中でも、この視点でみると、初日から経口摂取を開

始できる症例が多いのではないでしょうか。意識、呼吸、循環動態がある程度保たれているなら、口をきれいにして、嚥下評価を行い、経口摂取を何らかの形で継続しましょう。**嚥下評価を行う基準は、救命救急のABCDEに準じて記憶しておくと、現場でも思い出しやすいですよ**（**表4**）。

表4　嚥下評価を行う基準

A	気道	唾液や痰があふれてこない
B	呼吸	呼吸数≦20回/分、酸素は経鼻投与、痰吸引の頻度が多くない
C	循環	30度以上ギャッジアップした体勢を維持できる
D	意識	覚醒を維持できる、水や食べ物を認識できる
E	口腔内環境	湿潤している、清潔である

入院時の習慣にしておきたい、簡単な嚥下評価

　まずは口の動きを観察しましょう。開口や挺舌ができるでしょうか。嚥下を評価する最も非侵襲的な方法は、飲食物や器具を使わない、反復唾液嚥下テストです。患者さんの前頸部（舌骨と甲状軟骨）に指を当てて、30秒間でできるだけ何回も唾液を嚥下してもらいます。30秒間に嚥下できた回数が3回未満であれば、嚥下障害があるとされます（嚥下造影と比較して、感度98%、特異度66%[2]）。しかし、こうした指示に従うことが難しい方もいるでしょう。嚥下ができるかどうか自体をみることが目的ですので、回数にこだわるよりは、**「通常なら嚥下が惹起される状況」で嚥下が起こるかどうかを確認する**方法も便利です。例えば口を大きく開けたり舌を動かしたりしたあとは嚥下が起こりやすくなっているので、咽頭や舌の診察後に嚥下が起こるか観察してみるのは有用です。口腔ケア時に嚥下があるかどうかも要観察です。

　唾液嚥下ができているなら、次に水の嚥下を確認します。「改訂水飲みテスト」では3mLの水を使用します。嚥下評価を行う条件が整っていれば、もし水が気道に入っても、大きな問題にはなりません。この検査は安全でありながら、誤嚥の感度70%、特異度88%と信頼性もあります[3]。ベッドを30度以上ギャッジアップし、枕で頸部を前屈させます。冷水3mLを口腔底に注ぎ、

飲み込むように指示し、下記のように点数をつけます。4点以上なら最大2回繰り返し、最も低いときの点数が3点以下なら問題があると判断します。

1点	嚥下なし、むせるまたは呼吸切迫
2点	嚥下あり、呼吸切迫
3点	嚥下あり、呼吸良好、むせるまたは湿性嗄声
4点	嚥下あり、呼吸良好、むせない
5点	4点に加え、反復唾液嚥下が30秒以内に2回可能

　嚥下機能に大きな問題がなさそうなら、食事を開始します（**Q22**、p.83へ）。普段より少し難易度を下げた食事形態をひとまず選択し、摂取状況を観察してもよいでしょう。嚥下機能や喀出能に心配があるものの、少量なら摂取できそうであれば、水やゼリーを慎重に開始し、翌日に再評価しましょう。

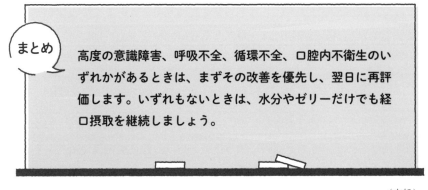

まとめ

高度の意識障害、呼吸不全、循環不全、口腔内不衛生のいずれかがあるときは、まずその改善を優先し、翌日に再評価します。いずれもないときは、水分やゼリーだけでも経口摂取を継続しましょう。

（吉松）

[参考文献]
1) Maeda K, et al. Tentative nil per os leads to poor outcomes in older adults with aspiration pneumonia. Clin Nutr. 2016; 35: 1147-1152.
2) 小口和代, 他. 機能的嚥下障害スクリーニングテスト「反復唾液嚥下テスト」(the Repetitive Saliva Swallowing Test: RSST) の検討. リハビリテーション医学. 2000; 37: 383-388.
3) Osawa A, et al. Water-swallowing test: screening for aspiration in stroke patients. Cerebrovasc Dis. 2013; 35: 276-281.

Q16

薬だけ続けていい？

入院後にまた誤嚥するといけないのではじめは絶食にしていますが、重要な内服薬だけは、中止せずに飲んでおいてもらいたいです。安全に内服してもらう方法は、ありますか。

（2年目研修医）

抗凝固薬や抗不整脈薬、ステロイド……。やめにくい薬はたくさんありますね。誤嚥が心配で絶食にしたとしても、薬ぐらいなら大丈夫な気がしてしまいます。しかし、内服には、意外と落とし穴や工夫の余地が多いのです。

「絶食、内服時のみ飲水可」の指示に秘めた矛盾

内服は確かに、量は食事よりずっと少ないです。しかし、液体と固形物という異なる性状のものを同時に飲み込むという、**難易度の高い動作**でもあります。実は水だけを飲むよりも難しく、固形物を食べるよりも危険なときもあります。薬を飲むとき、口の中に入れた薬に集中しながら、下顎を挙上させます。すると、流れの速い液体はさらさらと奥へ流れます。嚥下機能が低下した患者さんなら、これに反応できず、喉頭が閉鎖しないまま、気道へ流れて誤嚥するかもしれません。あるいは、乾燥した口腔内に薬が貼り付いてしまうかもしれません（上顎や口腔底、歯などに錠剤がこびりついているのを、よくみかけます）。潰瘍や炎症、味覚障害の原因となったり、就寝中に唾液や口腔内菌とともに誤嚥するかもしれません。薬を誤嚥すれば、無気肺や気道損傷の原因になります。嚥下できたとしても、誤嚥を恐れて少量の水で飲んだり、

服用後すぐに臥床すると、食道内に残留して潰瘍をきたしやすくなります。絶食にするほど嚥下機能や全身状態がすぐれない患者さんが、安全に内服できるかというと、残念ながらそうはいかないのです。

それでもなお、必要な内服薬であるか

　では、こうした危険を伴ってでも、飲まなくてはならない薬とはどういったものでしょうか。幸いほとんどの薬剤には注射薬があり、皮下投与で代用できるものも多くあります。抗不整脈薬や降圧薬は、貼付薬で一時的に代用できるか検討します。抗血栓薬は、ヘパリン化の煩雑さを考えると内服してもらいたいところですが、1日ぐらいは休薬できないでしょうか。注射薬がなかなかない甲状腺機能低下症の治療薬は半減期が1週間ほどあるため焦る必要はありません。認知症治療薬だけは続けてほしいとご家族にお願いされることがありますが、危険をおかしてまで服用するものではありません。**入院をきっかけに、常用薬の必要性を見直してみませんか。**

それでもなお、絶食が必要な嚥下機能であるか

　逆に、薬を内服できる嚥下機能ならば、水分やゼリー、ミキサー食など、均質な（内服より難易度の低い）ものは、摂取できそうということになります。「飲水は内服時のみ」と限定せず、「少量ずつ飲水可」とできないでしょうか。さらに、少量のゼリーを提供できれば、たとえ栄養量としては足りなくとも、患者さんの励みやせん妄予防、嚥下訓練にもなります。また、少しでも摂取機会を増やすと嚥下や消化管機能の維持にも有用です。

「とろみ水で内服」や「粉砕」の落とし穴

　とろみのない液体は流れが速くて誤嚥をしやすいので、とろみ水で飲めば安全と思われがちです。確かに、とろみをつけることで、誤嚥は減らせるか

もしれません。しかし、とろみが濃くなるほど、飲み込むのに力が必要になり、**咽頭に残留しやすく**なってしまいます。また、実はとろみ剤の種類によっては、**錠剤の崩壊や溶出に影響を及ぼし、薬効が発現されにくくなる**ことがわかってきています[1]。このため、入院を契機に服薬時にとろみ水を用いるようになると、例えば抗凝固作用が発現されにくくなり塞栓症のリスクが増えるかもしれません。あるいは、とろみの使用を中止すると、血糖降下薬の効果が強まり、低血糖をきたしやすくなるかもしれません。とろみを開始・中止するときにはこのことも念頭に置きましょう。どうしてもとろみ水で服薬するときは、薬を砕いてから飲むとよいとされます。しかし手間がかかるほか、薬剤が飛散して介護者が曝露したり、投与量が減ってしまう可能性もあります。その代わりとなるのが**簡易懸濁法**です[2]。これは、薬を55℃のお湯（一般的な水道から出るお湯）に10分ほど浸しておくと溶ける性質を用いた方法で、経管投与のために開発されました。錠剤を粉砕するより安全で、チューブを閉塞させにくいのです。看護師にとっては投薬時に少し手間がかかりますが、閉塞したチューブの入れ替えや患者さんの安全を考えると、それでも簡易懸濁法が推奨されます。経口内服の際も、懸濁液にとろみをつけて口から飲むことで、錠剤をとろみ水で服用するよりは安全性や薬効の発現を期待できるのではないかともいわれています。処方を変更するときも、その薬だけ取り出すことができて、すべて破棄するより経済的です。ただし、薬物動態や苦みには注意が必要です。動画もご参照ください（http://www10.showa-u.ac.jp/~biopharm/kurata/kurata_method/index.html）。

安全に服薬してもらうために：飲み方の工夫

　液体の嚥下が難しいとき、水オブラート法は簡便です。薬をオブラートで包み、水に浸してから飲むことで、つるっと喉を通過しやすくなります。スプーンにすくったゼリーやプリンなどの中に錠剤を入れ込む方法も、つるんとまとまって嚥下しやすくなります。お粥に混ぜる場面もみかけますが、茶碗一杯のお粥に薬を入れてしまうと、全量食べないと薬を全量摂取できなく

なるので、少量を取り分けてから薬を入れるようにしましょう。ただし、お粥は苦いものという印象がついてしまうと、食事摂取が進まない原因にもなります。糖衣錠などは特に粉砕すると強い苦みが出るため、注意が必要です。ステロイドも強い苦みを伴います。さらに、空腹時の服用が推奨されている薬剤は食事とともに摂取することで薬効が低下することもあります。**最適な内服法は、薬剤師との相談で検討**しましょう。また、内服時には、気道確保時のような、誤嚥をしやすい姿勢になりがちです。内服する様子を観察し、頸部を前屈して飲み込むよう、指導します。

安全に服薬してもらうために：処方の工夫

　内服が難しいとはいっても、どれぐらい難しいのでしょうか。肺炎治療の際に用いられやすい薬剤と、その大きさを挙げてみました（**表5**）。よく処方している抗菌薬や去痰薬は、**ピーナッツの丸呑みに値する**のです。痰が多いからと去痰薬を処方しているつもりが、錠剤の咽頭残留に伴い、かえって分泌物が増えている可能性さえあります。

　嚥下機能が低下しているかもしれない患者さんへの処方は、できるだけ小さな錠剤や口腔内崩壊錠（OD錠）を選ぶと、咽頭を通過しやすくなります（添付文書に直径や厚みが書かれています）。ただし、薬が小さすぎると、包装から出しにくい、つかみにくいといった問題もあります。薬を落としてしまったり、飲みにくいため飲むことを諦めてしまうこともあります。さらに、OD錠は口腔内で崩壊はするものの吸収はされないため、しっかりと嚥下しないと薬効は出ません。口腔乾燥が強いと口腔内での崩壊も妨げられるため、必ずしもOD錠がよいとは限りません。また、大きさや剤形にかかわらず、口腔内に貼り付いたり誤嚥するリスクはあるため、最小限の薬にすることが大前提です。粉末は窒息の原因にはなりにくいものの、口腔内や咽頭に広がってしまって飲み込みにくいことがあります。さらに、内服回数をできるだけ少なくする視点も重要です。例えば覚醒度のよい昼食時に内服を統一する、あるいは介助者がいる夕食後に統一する、などといった配慮です。

表5　肺炎治療の際に用いられやすい薬剤とその大きさ

薬剤	大きさ（mm）	同じ大きさのもの	代替案
オーグメンチン （250mg）	16.1 × 7.6 × 6.6	ピーナッツ	ユナシン® 細粒小児用
クラビット® （500mg）	16.2 × 7.9 × 5.6		簡易懸濁、粉砕
カロナール® （500mg）	17.5 × 7.5 × 5.3		粉末製剤、200mg錠、座薬
ムコダイン® （500mg）	15.1 × 6.6 × 5.7		シロップ製剤
バイアスピリン® （100mg）	7.3 × 7.3 × 3.2	大豆	アスピリン末
メインテート® （5mg）	7.5 × 7.5 × 2.5		ビソノ® テープ

　難しいことはさておき、まずは**患者さんが内服をしているところをみてみましょう**。工夫を考えるのは、そこからです。状況がわかると、どうしたら内服しやすくなるのか、薬剤師にも相談できますね。

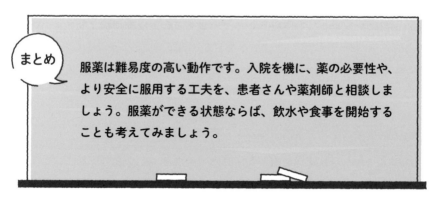

まとめ

服薬は難易度の高い動作です。入院を機に、薬の必要性や、より安全に服用する工夫を、患者さんや薬剤師と相談しましょう。服薬ができる状態ならば、飲水や食事を開始することも考えてみましょう。

（吉松）

［参考文献］
1） Ruiz-Picazo A, et al. Effect of thickener on disintegration, dissolution and permeability of common drug products for elderly patients. Eur J Pharm Biopharm.2020; 153: 168-176.
2） Kunieda K, et al. A safe way to administer drugs through a nutrition tube—the simple suspension method. Dysphagia. 2021. Online ahead of print.

Q 17

口腔ケアのコツは？

口腔ケアを嫌がられ、口を開けてくれなかったり、暴れられてしまったりして危ないです。口腔ケアが患者さんにも看護師にも、怖いものになってしまっています。どうしたらよいですか。

（呼吸器病棟看護師）

　歯垢1g中に含まれる細菌の数は、便1gと同等です。これをつけたままにしていると、味覚障害や肺炎をきたします。口腔ケアは誤嚥性肺炎の最も重要な予防法の一つであり、嚥下の訓練でもあります[1]。優しく拭うだけでは、バイオフィルム（細菌で形成された膜）やその下に増殖している微生物を除去できません。患者さんに苦痛を与えてしまったり、ケア中に誤嚥させてしまったりすることもあります。安楽、安全で効果的な方法を習得したいですね。

口腔ケアは、なぜ嫌がられるのか

　口腔ケアを嫌がる患者さんは、「不穏状態で拒否をしている」と判断されることがあります。ただ、患者さん側からすると、急に口に道具を入れられ、強く磨かれ、痛みを伝えようとしたのに押さえつけられれば、恐怖感を覚えるでしょう。唾液が貯留して呼吸しづらくなり、溺れる感覚かもしれません。口腔ケア中は頸部が後屈した「気道確保」の姿勢になりやすく、唾液を誤嚥して苦しんでいるかもしれません。以前のケアで苦しんだ記憶が蘇ったり、味覚障害のため口腔ケア製剤が苦く感じることもあります。**嫌がられる理由を考えて**、最短時間で、最小限の苦痛で、口腔ケアを行いましょう。

声かけと姿勢作りから始まる口腔ケア

　安全な口腔ケアは、姿勢をとるところから始まっています。口腔ケア中に誤嚥しないように、食事時の注意点を思い出しましょう。姿勢のとり方として、まず、ベッドは頭部を30度以上挙上し、枕を1〜2個用いて頸部を前屈します。次に、ケア中に体がずり落ちてくると不快感や疲労をきたすので、姿勢が安定するように、膝の下にクッションを入れ、下肢も少し挙上するなど、下半身の体勢にも気を配ります。そして、介護者も疲労しないよう、ベッドの位置や高さを調整します。車椅子で行う場合は特に頸部が後屈したり疲労しやすいため、ヘッドレストを利用するか、枕や腕で支えます。

　こうした準備に際しても、挨拶や笑顔を忘れず、口腔ケアを行うとどんなによいことがあるのか、次に何をするのかを一つずつ、患者さんに説明し理解してもらうとさらによいでしょう。何をされるのか予測できない状況は患者さんの不安や恐怖感をあおります。

保湿に始まり、保湿に終わる

　口腔ケアは保湿に始まり、保湿に終わります。誤嚥性肺炎の患者さんは、加齢や薬剤、脱水の影響により唾液分泌が低下しているうえに、酸素投与、口呼吸、開口状態などのため、口腔内が乾きやすい状態です。乾燥すると亀裂を生じ、細菌も繁殖します。また、痛みや味覚障害をきたして食欲が低下し、咀嚼や嚥下にも障害が出ます。粘膜が脆弱化するため義歯による痛みも出やすくなります。

　口腔ケアを始める際、まず、口唇や口角のひび割れを防止するために、口唇に優しく保湿剤を塗布します。また、口腔ケアの効果が発揮されるよう、口腔ケア終了後にも保湿剤を使用します。保湿剤は患者さん自身に舌で広げてもらうと、不快に感じにくく、舌の運動にもなります。届きにくいところへは、介護者の指や綿棒、スポンジブラシなどで塗布します。厚く塗っても保湿効果は高まらず、かえって汚染源になるため、薄く塗りましょう。製品

によって感触や味が異なるため、試供品を使って、継続しやすいものを選んでもらうことも考えます。

　さらに、日中を通して**こまめに保湿剤を使用**します。筆者の所属する病院では手軽に使えるよう、保湿剤をスプレー容器に移し替えて患者さんのベッドサイドに常備し、１〜数時間ごとに噴霧するようにしています。

　口腔用の保湿剤には様々な種類があります。液体状のものは、うがい時に使用するほか、スポンジブラシに含ませて絞って使用し、百円均一ショップでも売っているスプレー容器に入れ替えれば噴霧もできます。軽度の乾燥時には使いやすく、不快感を生じにくいタイプです。また、スプレータイプは、軽度や中等度の乾燥時に適しています。容器を移し替える必要がないため、頻繁に使う際は特に便利です。手が届きにくいところも噴霧だと保湿されやくなります。ジェル状のものは、重度の乾燥がある患者さんでは保湿効果は高いですが、ネバネバした不快感も生じやすいため配慮します。

　なお、保湿剤だけに頼らない視点も重要です。乾燥をきたしうる薬剤（利尿薬や向精神薬）の減量や中止、酸素投与の減量や中止（５L/分以上では加湿）、水分バランスの調整などにより乾燥を防ぎ、経口摂取や会話、口の体操などを通じて唾液分泌を促す工夫も必要です。

開口してくれないとき

　患者さんが口を開けようとしないことがあります。痛みや不快感のほか、認知症や意識障害、過緊張状態、脳血管障害後遺症の咬反射などが原因かもしれません。前述の声かけや保湿に加えて、ボディタッチや口の周りをほぐす運動で脱感作を行い、外側や前歯から少しずつ、触れる範囲を広げていきます。**K-point刺激法**と呼ばれる方法もあります。歯の外側に沿ってアイス綿棒や指やKTスプーンなどを挿入し、上下の歯を噛み合わせた頂点（K-point）を軽く圧迫刺激すると開口を促せます。時間帯によって患者さんの協力の得やすさが変動する場合は、口腔ケアのタイミングを調整します。また、バイトブロックや開口補助具の活用も考えましょう。

苦痛になりやすいところを抑えた対策

　口腔内をよく観察することは口腔ケアを行ううえで重要です。指で頬粘膜や口唇も広げ、ライトを用いて舌や歯の裏まで確認します。このとき、口角を横に引っ張ったり、口唇を指で挟んで引っ張ったりすると、痛みの原因になるため行わないよう注意します。

　歯垢や歯間部の汚れは歯ブラシや歯間ブラシで除去します。歯ブラシはヘッドが小さくて可動性のよいものを選び、磨く強さを患者さんに確認しながら行うと信頼されやすいでしょう。次に、保湿剤や水分でふやかしておいた汚れを奥から手前へと除去していきます。スポンジブラシ、舌ブラシ、口腔用ウェットティッシュなどを用いて、吸引も併用します。舌は不快感を生じやすく、また、強くこすれば汚れがより取れるわけではありません。一度にすべての汚れを取ろうとするのではなく、少しずつ取っていく根気も大事です。

　うがいができる患者さんでは、うがいで汚れを取り除きます。ただし、上を向いてのガラガラうがいは、誤嚥をしやすくなります。行った際は、湿性嗄声や痰絡み、呼吸状態の変化など、喉頭侵入や誤嚥の徴候を確認します。ガラガラうがいが難しいときには、頸部を後屈させず前を向いた状態でのブクブクうがいのみにするか、口腔用ウェットティッシュで拭き取るなどして、汚れの取り残しがないようにします。

忘れてはいけない、義歯のケア

　義歯も汚れや歯垢がつきやすく、細菌の塊のようになっています。歯と同じように、日々のケアをきちんと行うことで誤嚥性肺炎のリスクを低下させます[2]。洗浄液に浸してから、専用ブラシを用いて、流水下で汚れをよく落とします。傷の原因になってしまうため、通常の歯磨き粉は使いません。歯、粘膜、金属の部分のぬめりがなくなるまで、きれいに洗いましょう。

　義歯は咀嚼だけでなく飲水や発話にも必要です。長く外していると合わなくなるため、日中は常時、装着し、夜間は粘膜を休めるために外します。乾

燥すると変形しやすくなるため、外すときは水に浸けておきます。

困ったときは、早めに相談を

　一般的な口腔ケアでは汚れが取れないときや、痛みや出血がおさまりにくいときなど、困ったときは**早めに歯科衛生士や歯科医に相談**しましょう。院内に歯科のない病院も、ほとんどの場合は近隣の歯科医院からの訪問診療をしてもらえるよう提携を結んでいます。自施設の取り決めを一度確認しておきましょう。また、退院後もケアが続けられるよう、**かかりつけの歯科へつなげる**（診療情報提供書を渡す）ことも重要です。最近では、摂食・嚥下の領域に造詣の深い歯科医や、訪問診療で熱心に嚥下評価や訓練に取り組んでいる医院もあります。かかりつけの歯科へは情報提供をするだけでなく、逆に日頃の様子を教えていただけることもあります。近隣にはどのような歯科医院があるかを一度知っておくのも有用でしょう。

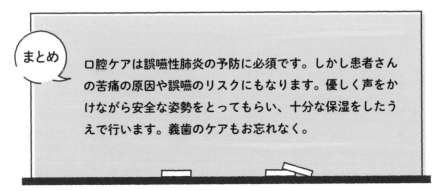

まとめ

口腔ケアは誤嚥性肺炎の予防に必須です。しかし患者さんの苦痛の原因や誤嚥のリスクにもなります。優しく声をかけながら安全な姿勢をとってもらい、十分な保湿をしたうえで行います。義歯のケアもお忘れなく。

（吉松）

[参考文献]
1） van der Maarel-wieink CD, et al. Oral health care and aspiration pneumonia in frail older people: A systematic literature review. Gerodontology. 2013; 30: 3-9.
2） Kusama T, el al. Infrequent denture cleaning increased the risk of pneumonia among community-dwelling older adults: A population-based cross-sectional study. Sci Rep. 2019; 9: 13734.

第2章　入院で受け持つことになったら（病棟編）

Q18

吸引の目安や、排痰のコツは？

痰を吸引する基準が、看護師によって曖昧です。どのように統一するとよい
でしょうか。また、専門家でなくても自己喀出を安全に促せる排痰法を教え
てください。
（慢性呼吸器疾患看護認定看護師）

誤嚥性肺炎の患者さんでは半ば反射的に行われるほど日常化している「吸
引」ですが、数ある排痰法の一つに過ぎないこと、大きな侵襲を伴う専門的
な処置であることを再認識しましょう。

吸引は第一選択ではなく、最後の手段

喉や鼻腔に触れられることは不快です。皆さんも咽頭診察や感染症の迅速
検査を受けたことがあると思います。お茶でむせ込む苦しさも記憶している
でしょう。気管吸引では、カテーテルを気管内に入れられ、息を止めさせら
れ、さらに気道に残った空気も吸い取られます。看護師に聞くと、「自分なら
してほしくない処置」の第1位だそうで、これは当然の結果かと思います。

つらいなりに意義があれば別ですが、吸引が必須ではないときにも行われ
ているのが現状です。気道損傷や攣縮、感染、不整脈や血圧上昇などの合併
症も起こりうることを認識しましょう。また、**自己排痰を練習して習慣づけ
ていく**ほうが、退院後も継続できます。ベッド上で尿が出ないからといって
真っ先に導尿するのではなく、トイレに移ってみたり、腹圧をかけたり、脱
水がないか確認して飲水を促したり、排尿調整薬を試すのと似ています。

痰を喀出させる4つの要素と、それぞれへの介入

　痰は気道上皮の線毛運動によって運ばれ、重力、痰の粘性、咳に後押しされて、排出されます[1]。これら4つの要素を手助けする方法をご紹介します。

［ 線毛運動 ］

　痰は気道上皮の線毛運動により、毎分1cmずつ中枢側へ運ばれます。つまり、末梢気道にある痰は40分で主気管支まで到達します（結核を疑った際に、痰を採取できないときは早朝の胃液で代用できるのは、線毛運動で上がってきた痰が嚥下されて胃内に貯留しているためです）。線毛運動は、喫煙や慢性気管支炎、気管支拡張症などにより低下します。原疾患の治療が基本ですが、マクロライドの少量長期投与には線毛運動の改善効果が報告されています[2,3]。

［ 重力 ］

　誤嚥性肺炎をきたしやすい部位は、重力によって誤嚥物が貯留しやすい下肺野の背側です。痰が貯留している部位を上にする（右下葉の肺炎であれば、左側臥位にする）と、痰を出しやすくなります。腹臥位になるとさらに出しやすいですが、安全に長時間行うことは難しい体位です。抱き枕などを利用して、半腹臥位（シムス位、135度側臥位）にすると、呼吸が楽になります。病棟で定期的に行われる体位変換でドレナージもできていると期待されることがありますが、多くは褥瘡を予防するためで、痰への重力効果は期待できません。

［ 痰の粘性 ］

　痰を軟らかくすることも重要です。高齢者は口渇感を感じにくく、また排尿の煩わしさなどから飲水量が少なくなり、脱水傾向にあります。さらに、溢水を懸念して輸液を最小限にしていると、痰はどんどん固くなります。適切な水分管理、去痰薬の内服やネブライザー吸入（**表6**）で痰の粘稠度を下げることも、肺炎の基本治療です。マスクや口腔用保湿剤などの乾燥対策や、酸素の加湿（5L/分以上の場合）、部屋の湿度にも気を配りましょう。

表6　喀痰治療薬

● 産生・分泌の抑制

	作用	代表的な治療薬	性状と効果[※1]	
			漿液性喀痰	粘液性喀痰
杯細胞過形成の抑制	杯細胞化生・過形成を抑制し、気道粘液産生を抑制する	マクロライド系抗菌薬、クリアナール®、スペリア®	−	◎
副交感神経の抑制	副交感神経の節後線維末端から放出されるアセチルコリンと粘液細胞上のムスカリン受容体との結合を阻害する	抗コリン薬	◎	◎
化学伝達物質の抑制	活性酸素、プロテアーゼ、脂質メディエーター、サイトカインなどを抑制することで粘液の産生や分泌を抑制する	抗アレルギー薬、LTRA、コルチコステロイド	○	○

● 分泌物排除の促進

	作用	代表的な治療薬	性状と効果[※1]	
			漿液性喀痰	粘液性喀痰
粘液溶解	ムチンを分解して気道粘液の粘稠度を低下させる	ビソルボン®、ムコフィリン®[※2]、チスタニン®	−	◎
粘液修復	気道粘液構成成分を正常化させる	ムコダイン®	◎	◎
粘液潤滑	肺サーファクタントの分泌亢進により、気道粘液と気道上皮との粘着性を低下させる	ムコソルバン®、ムコソルバン®L、	○	◎
線毛運動賦活	線毛運動を賦活化させることで、粘液線毛クリアランスを促進する	β_2阻害薬[※3]	○	○
上皮細胞からの水分過剰分泌の抑制	気道上皮細胞のクロライドチャネルを介する水分の過剰分泌を抑制し、線毛運動に適したゾル層の厚さに調節する	マクロライド系抗菌薬	○	○
咳嗽誘発	咳嗽反射を亢進させる	ACE阻害薬	○	○

◎：効果が期待される、○：効果の可能性がある
※1：各薬剤の添付文書に基づいて判断した　※2：吸入液のみ　※3：粘液分泌を亢進させる可能性がある

（咳嗽・喀痰の診療ガイドライン2019作成委員会. 咳嗽・喀痰の診療ガイドライン2019. 日本呼吸器学会, 2019. p.28より作成）

〚 効果的な咳 〛

　咳で痰を気管から出せるかどうかは、空気の量と速度にかかっています。喉頭感覚が低下していると咳嗽が出にくく、出たとしても、呼吸筋力の低下や全身衰弱を伴うとその力は弱く、呼吸不全があると流速も低下し、痰が出てくるような咳ができません。喉元まで痰が上がってきている場合には、うがいや、ハフィングなどの手法が有効なことがあります。ハフィングは、息を深く吸い込み「ハッ！　ハッ！　ハッ！」と強く吐き出すことで排痰を促す呼吸法です。痰への直接的なアプローチに気をとられがちですが、体を動かす機会が増えること自体が、痰を動かしやすくし、排痰を促します。栄養療法や離床により体幹を鍛え、呼吸理学療法も依頼しましょう。

どうしても吸引が必要なとき

　吸引も排痰法の一つですが、医療処置である以上、適応があります。痰があって苦しがっている（あるいは呼吸不全をきたしている）とき、かつ自己排痰ができないときが、吸引が必要なときです。誤嚥をして自己喀出ができないときや、無気肺や窒息、感染の改善に必要な場合は、愛護的に吸引を行います。食後や体位変換時の吸引が日常業務に組み込まれていることがありますが、痰が問題になっていないようであれば、吸引をする必要はありません。

吸引の、よくある誤解

　気管吸引も違和感なく受け入れられがちですが、実は気管までカテーテルを進めてもよいと広く認められているのは、気管挿管や気管切開孔がある場合のみです。挿管されていない患者さんの口腔吸引は口腔内、鼻腔吸引は鼻咽腔内の分泌物を吸引することが主目的です。誤嚥性肺炎を起こす患者さんでは喀出が困難であることが多く、気管吸引が効果的な患者さんもいますが、適応とリスクを考えて判断します。また、気管吸引を行った場合には、それが**有効であったかどうかを振り返り、次に同様の症状が出たときの対策まで**

検討するようにしましょう。

　また、吸引中にカテーテルを上下動させることで吸引量が増えるというエビデンスはありません。むしろ、気管壁を損傷する恐れがあるため、ガイドラインでも注意喚起がなされています[5]。患者さんの苦痛も増強します。より安全に吸引効果を上げるには、カテーテルを指先でひねって回すほうが許容され、特に多孔式の吸引カテーテルでは有効です。

　吸引は、あまり疑問に思うこともなく日常的に行われていますが、こうした誤解や、工夫の余地にあふれています。職種によっては、吸引について、きちんと学ぶ機会もなかなかないかもしれません。謙虚な姿勢で、職種を越えて教わる姿勢を持ちましょう。

> **まとめ**
>
> 痰は反射的に吸引せず、まず自己排痰を促しましょう。痰を出す4つの要素に沿って、全身管理や理学療法、薬物療法など、多面的に介入します。どうしても必要なときは、愛護的な吸引を心がけます。

（吉松）

[参考文献]
1）道又元裕. 正しく・うまく・安全に　気管吸引・排痰法. 南江堂. 2012.
2）Yamaya M, et al. Inhibitory effects of macrolide antibiotics on exacerbations and hospitalization in chronic obstructive pulmonary disease in Japan: A retrospective multicenter analysis. J Am Geriatr Soc. 2008; 56: 1358-1360.
3）Fan LC, et al. Effects of long-term use of macrolides in patients with non-cystic fibrosis bronchiectasis: A meta-analysis of randomized controlled trials. BMC Infec Dis. 2015; 15: 160.
4）咳嗽・喀痰の診療ガイドライン2019作成委員会. 咳嗽・喀痰の診療ガイドライン2019. 日本呼吸器学会, 2019.
5）日本呼吸療法医学会, 他編. 気管吸引ガイドライン2013（成人で人工気道を有する患者のための）.
https://minds.jcqhc.or.jp/docs/minds/ES/CPGs2013_EndotrachealSuction.pdf

呼吸リハビリテーションは、
いつ行う？

肺炎の患者さんには呼吸リハビリテーション（以下、呼吸リハビリ）がよい
と聞きますが、どのような効果がありますか。誤嚥性肺炎の場合は、どうい
うときに呼吸リハビリを依頼したらよいですか。　　（3年目循環器内科専攻医）

　呼吸リハビリは、大きく分けると、「呼吸理学療法」と「運動療法」の二つ
で構成されます。これらは肺炎の治療の一環であり、排痰や廃用が課題にな
りやすい誤嚥性肺炎では、その重要性はさらに増します。筆者の所属する病
院では、肺炎で入院した患者さんにはほぼ全員、当日から理学療法士（PT）
の介入を依頼しています。ありがたいことに、病状に合わせて臨機応変に対
応してもらえます。PTの人数などによっても異なるので、自施設の目安を確
認しましょう。

リハビリを依頼する前に：心構え

　カルテの電子化に伴い、リハビリもクリック一つで依頼できるようになり
ましたが、人にお願いすることであることを忘れず、**依頼事項を明確**にしま
しょう。入院前は誰とどのように暮らしていて、今回どのような病態で入院
になり、どのようなリハビリをお願いしたいのでしょうか。酸素化や安静度
の目安、退院に向けた目標についても言及しましょう。できればリハビリの
様子を見学したり、リハビリのカルテを読んだりして、進捗状況や、どれぐ
らいのADLを目指せそうかなどを定期的にPTと相談するようにしましょう。

呼吸理学療法：運動療法を行える呼吸状態に

　呼吸理学療法で排痰が促されて換気がよくなると、呼吸状態が改善し、離床や運動療法に取り組みやすくなります。早期に運動療法を開始すると、肺炎が早く治るほか、せん妄を減らしADL、QOL、長期機能予後も改善させることがわかっています[13]。

　換気の改善を促す呼吸理学療法には様々な方法があります。例えば「スクイージング」では、気道分泌物が貯留しているところの胸郭を呼気時に圧迫して吸気時に圧迫を解放することで分泌物を移動させます。咳嗽訓練や介助、強制呼出手技、ハフィングで、さらに咳嗽を強化すると、誤嚥したものを喀出する力につながります。リハビリの様子を実際にみせてもらうと勉強になるだけでなく、患者さんの状態を知ることもでき、患者さんにとっても励みになるのでお勧めです。

早期離床と運動療法：元気に帰るために

　呼吸リハビリの主役は、患者さんが生活へ復帰するための離床と運動療法です。誤嚥性肺炎をきたす患者さんは、もともと活動性が低下しています。肺炎に罹患してこれがさらに進むと、持久力の低下、筋力低下、易疲労性により、食事摂取のための座位や手の動作だけでも疲弊し、摂取量が低下し、誤嚥のリスクも高まります。座位を保持しやすくなると、食事動作や摂食機能も向上します。横になるより座位に、座りっぱなしより立位になる時間を増やして、嚥下と体力を鍛えましょう。また誤嚥性肺炎では頸部の可動性や筋緊張、体幹機能、胸部の可動性も重点的に訓練します。

訓練効果を最大化するために：他職種にできること

　いくら効果的なリハビリを行っても、それ以外の時間を寝て過ごしていたら、訓練効果が出ません。主治医としては、気道浄化を意識した輸液管理や

去痰薬の使用（**Q18**、p.68へ）、熱や痛みなどの症状緩和にも配慮します。また、**患者さんが自然と動くようになるきっかけを作ることも主治医の役割**です。「点滴を気にせず動いていいですよ」と主治医が伝えても、患者さんはどうしても慎重になります。輸液の投与時間を短くするだけでも、動いてみようという気分になります。椅子に座るとテレビがみえやすいよう配置したり、尿道カテーテルを抜き、ポータブルトイレを撤去し、トイレで排泄をするよう促したり、X線はポータブルではなく検査室で撮るようにしたり、体重測定を日常化したりすることも、動くきっかけになります。「今日は葉っぱが青々ときれいでしたよ」、「新聞がまだありましたよ」などと伝え、窓際や売店へ行くことを日課にしてもらうのもよいでしょう。動く習慣が身につくように患者さんや看護師と相談します。患者さんが歩いているところをみつけたら喜びを素直に表すことで、患者さんにとっては次のステップへの励みにもなります。

> **まとめ**
>
> 呼吸リハビリは誤嚥性肺炎の重要な治療の一つです。呼吸理学療法で排痰を促して呼吸状態を改善させ、離床や運動療法へつなげましょう。生活の中で動く機会が増えるようなきっかけ作りも重要です。

（吉松）

[参考文献]

1） Sommers J, et al. Physiotherapy in the intensive care unit: An evidence-based, expert driven, practical statement and rehabilitation recommendations. Clin Rehabil. 2015; 29: 1051-1063.

2） Miyauchi N, et al. Effect of early versus delayed mobilization by physical therapists on oral intake in patients with sarcopenic dysphagia after pneumonia. Eur Geriatr Med. 2019; 10: 603-607.

3） Kim SJ, et al. Effects of hospital-based physical therapy on hospital discharge outcomes among hospitalized older adults with community-acquired pneumonia and decliningphysical function. Aging Dis. 2015; 6: 174-179.

Q 20

不穏時の鎮静や抑制は、やむを得ない？

睡眠薬を使ったり、身体抑制をしたりすることは、誤嚥を悪化させると聞きます。でも、不穏な患者さんでは安全のために、鎮静や抑制をせざるを得ない状況です。どうしたらいいですか。　　　　　　　（呼吸器病棟看護師）

　誤嚥性肺炎の患者さんは、年齢や基礎疾患からせん妄をきたしやすく、一方で過鎮静にしたくない主治医の意向もあり、看護師さんたちをいつも悩ませてしまっていますね（私も身に覚えがあります）。ここでは、一緒に対応法を考えていきましょう。

なぜ不穏なのか？　原因を探る努力を

　まず考えることは、本当にせん妄なのか、意識障害をきたす他の要因がないかです。特に電解質や血糖の異常、アルコール離脱症状はよく遭遇するため、念頭に置きましょう。他の原因がなくやはりせん妄であるならば、**興奮を鎮める対症療法よりも、原因を取り除くことが先決**です。肺炎のため入院すると、急な環境変化に混乱します。医療者側からみると「自己抜去」、「離棟」といった問題行動が増えますが、患者さんからみるとどうでしょう。「煩わしいものが腕についていたので外した」、「持続点滴のために尿意があるのでトイレを探そうとした」という真っ当な理由があったりします。循環不全や心負荷が懸念される状況でなければ、輸液は日中にのみ投与すると、こうした行動が軽減して眠りやすくなるかもしれません。日中はベッドを離れて

過ごし、夜間には部屋を暗く静かにするといった昼夜のリズムを意識することも大切です。そして忘れがちなのが身体症状の影響です。早めの解熱剤やクーリング、排痰による症状緩和も基本です。

鎮静や抑制は、なぜよくないのか

　鎮静薬は高齢者では効果が遷延しやすくなります。朝、完全に覚醒しないまま食事をとると咀嚼が不十分になり窒息したり、咳が減弱し誤嚥につながります。錐体外路症状による口や咽頭の不随意運動や固縮、筋弛緩作用も伴い、嚥下機能をさらに悪化させることがあります。また身体抑制をすれば、せん妄を悪化させるだけでなく、廃用を招き、嚥下や咳嗽の筋力もさらに低下します。こうした負の循環を作らないために、不自然に行動を抑制することは避けるようにします。また、常用薬についても、同様の視点から、必要性を再検討します。加齢に伴い薬物代謝能が低下すると、同じ量を続けていても過量投与になりやすく、少しの薬剤でも過鎮静や錐体外路症状を起こします。認知症をもつ高齢者に非定型抗精神病薬（リスペリドンやクエチアピン）を用いると、心血管系や肺炎による死亡率が上昇したとして、米国食品医薬品局（FDA）では警告を出しています[1]。

鎮静や抑制がどうしても必要なとき

　工夫を凝らしてもどうしても落ち着かないこともあります。やむを得ず薬剤を使用するときは、短時間作用型のものを選択し、少量から開始します。夜間の症状のみならず、日中の覚醒度もみながら、例えば眠前ではなく夕食後に服用するなど、細やかに調整します。ただし、スボレキサント（ベルソムラ®）など、食後では効果が十分に発揮されないものもあるため、確認しましょう。なお、せん妄は環境に慣れて体調が改善するまでの数日を乗り越えれば軽減することがほとんどです。一時的な興奮に対して処方した薬剤を漫然と継続しないよう、日々再評価し、早期の減量・中止を計画しましょう。

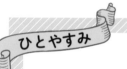

まずは不穏になる原因を見極め、対処します。薬剤使用時は短時間作用型のものを少量から慎重に開始し、早期の中止を心がけます。

（吉松）

［参考文献］
1） Kuehn BM. FDA warns antipsychotic drugs may be risky for elderly. JAMA 2005; 293: 2462.

ひとやすみ

感染症診療と誤嚥性肺炎

　私は呼吸器内科を専攻した後に感染症診療の研修を受けました。病院での感染症コンサルテーションでは、主治医の先生から誤嚥性肺炎の初期治療をどうするかや、誤嚥性肺炎がなかなか治らないという相談を受けることが多いです。呼吸器内科で主治医として誤嚥性肺炎を診療してきた経験が活きる部分も多くあります。

　誤嚥性肺炎は微生物学的に面白味があまり多くはなく、感染症専門の医師にはあまり興味を持たれにくい分野なのかなという印象があります。感染症専門を名乗るには熱帯感染症やHIV感染症についての臨床経験は乏しいのですが、自分の強みを活かして、泥臭い臨床感染症診療をできるように邁進したいと思います。

（山入）

STの介入は、
いつ依頼する？

誤嚥性肺炎の患者さんにST（言語聴覚士）の介入を依頼したら、全例では無理といわれました。どういう症例で依頼したらよいですか。STでなくても、できる訓練はありますか。 （6年目総合診療医）

STは嚥下だけでなく言語や聴覚障害、高次脳機能障害の訓練も担う貴重な存在です。介入を依頼するときには、目的を明確に伝えるようにしたいですね。各施設でも方針が異なるので、現場のリハビリテーション科医やSTとも相談してみてください。

STに依頼するための、前提条件

STは、嚥下障害の程度や原因を評価し、訓練や代償手段を検討してくれる、ありがたい存在です。しかし、誤嚥をするからといって、原因が飲み込む動作自体にあるとは限りません。例えば意識状態が悪くて水を認識できないなら、まずは意識を改善させないと始まりません。呼吸不全のため酸素をリザーバーマスクで投与している状態では、安全に嚥下評価を行えるとはいえません。また、口腔内の汚染があるなら、まずきれいにすることが、嚥下機能の改善にも、肺炎の予防にも必須です。つまり嚥下評価の大前提として、食べ物を認識できる**覚醒度**、体幹を起こせる**循環動態**、経鼻投与の酸素で保たれる**呼吸状態**、**口腔内**が潤ってきれいであることが必要です（Q15、p.54へ）。これらが整わないのにSTに来てもらっても、介入しづらく、手間をとらせて

しまいます。まずは全身状態を整えることに注力し、条件を満たしてから相談しましょう。

STに何を相談したいかを明確に

STに依頼するとき、「誤嚥性肺炎なのでお願いします」と丸投げするだけでは、何を求めているのか伝わりません。まずはできるだけ自分で嚥下を評価し、困っていることが何であるかを明らかにしましょう。**Q15**（p.54へ）、**Q22**（p.83へ）を参考に食事を開始し、徐々に食形態の段階を上げていき、誤嚥を示唆する症状がなければ、主治医や病棟で対応可能かもしれません。一方で、水飲みテストをしたら呼吸状態が悪化した、ミキサー食は食べられていたもののきざみ食に段階を上げたら肺炎が再燃した、などの場合には、相談内容がより明確になり、介入してもらいやすいでしょう。急性期病院での限られた入院期間を最大限に活用できるよう、**依頼目的や目標を早期から共有**しておくことで訓練計画が立てやすくなります。

嚥下評価や嚥下食の必要性を、患者さん本人に伝えよう

肺炎で入院するとき、ご家族にだけ詳しい説明をしていることがよくあります。病状が少し安定したときに、患者さん本人にも、なぜ入院になり、これからどういった治療や訓練を行うのかを伝えましょう。誤嚥性肺炎について知らないままでは、STが関わろうとすると拒否したり、看護師が水分にとろみをつけると怒ってしまったりする方もいます。医師の説明には耳を傾けてくれることが多いので、「飲み込みがうまくいかず、肺炎になってしまったようです。どうしたら安全に飲み込めそうかを、専門家にみてもらいましょう。肺炎を悪化させないように、まずは喉に引っかかりにくい食事をとってもらいます」などと伝えておくとよいかもしれません。

患者さんやご家族の意向を共有しよう

嚥下は専門家の評価だけでは方針が定まりません。例えば少し誤嚥をしやすいからといって、即絶食が確定するわけではありません。リスクがあってもなるべく普通の食事をとりたい方もいれば、誤嚥を予防しつつ食事がとれるようにと、自宅でミキサー食を調理したり摂取を介助したいご家族もいれば、できるだけ安全に過ごすために食事は無理しないという方もいます。ベッドで体幹角度を30度にして全介助でならきざみ食を食べられるけれど、みんなと一緒に居間で食べたいからと、あえてミキサー食に段階を下げることを選ぶ方もいます。どんな選択肢があるかをSTや看護師とともに考え、ご本人やご家族とよく相談しましょう。訓練の内容は方針により大きく変わるので、ご本人の意向や介護の状況も、随時、STと共有します。

嚥下の専門家：摂食・嚥下障害看護認定看護師

嚥下の専門家にはSTのほかに、専門的な教育を受けた「摂食・嚥下障害看護認定看護師」もいます。嚥下や食事にまつわる様々な相談に乗ってくれる頼もしい存在です。看護師ならではの目線で患者さんの不安や喜びを第一に考え、病棟でできる工夫を提案したり、退院に向けたご家族への働きかけも支えてくれます。認定看護師が自施設にもいるか聞いてみましょう。

日常生活を訓練に

ST介入の有無によらず、1日の中で、リハビリ以外の23時間以上の過ごし方が重要なことは、いうまでもありません。嚥下は専門外だからとST任せにするのではなく、各自ができることをして、総合力で患者さんによくなってもらいましょう。とはいえ、看護師やご家族は他のケアもあり、嚥下訓練に多くの時間を割けません。そこで、日常生活を訓練に変えるよう意識してみてはどうでしょう。例えば日中は臥床せず座位になっているだけで、体幹の

廃用を防ぎ、重たい頭を支えることで頸部筋の訓練にもなります。どうしても座位が難しいときは、せめてギャッジアップをしましょう（このとき、ずり落ちてこないように足側も少し挙上し、褥瘡が発生しないよう気を付けます）。また、大声ではきはきとしゃべってもらうことは、口を動かすことで咀嚼や送り込みを改善し、声帯を使うことで呼吸や気道防御への効果も期待できる、よい訓練です。何気ない挨拶や会話も、訓練という認識で、大きな声ではっきりと発音してもらうよう促しましょう。見当識の維持にも有用です。さらに、手軽に行える嚥下訓練を知っておくと便利です。道具も使わず行えるものをいくつかご紹介します。**Q43** (p.166) もご参照ください。

- **顎持ち上げ体操**

  下顎（顎先）に両母指を当てて押し合います。喉頭挙上を意識して、5秒間保持して緩めることを5〜10回行います。

- **あいうべ体操**

  口を大きく開けたり突き出したりして、「あー」、「いー」、「うー」と発声し、「べー」で舌をしっかり出します。それぞれ5秒ずつ続けます。

  このように、**職種や専門を問わず、少しずつの心がけを意識する細やかさ**こそ、誤嚥性肺炎の治療の本質です。

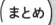

まとめ

STへの依頼は、嚥下評価の前提条件を満たしてから検討します。丸投げにせず依頼目的を明確にし、患者さんやご家族の意向を確認し、方針を多職種で共有しましょう。詳しくは現場のSTと相談を。

（吉松）

Q22

食上げはいつ、
どのようにする？

食形態は、何を基準にどのように上げていったらよいのかがわかりません。
食事のとき何を観察すればいいですか。むせていなければ大丈夫で、むせて
いたらダメですか。　　　　　　　　　　　　　　　　　　（呼吸器病棟看護師）

食形態の調整は基準がわかりにくく、難しく感じやすいのですが、みるポイントと対策を知っていれば、やりがいがある部分です。食事の開始から段階的なアップを看護師が担っている病院もあります。

はじめの食形態

　入院後、翌朝までには**Q15**（p.54へ）の方法で嚥下評価を行い、できるだけ経口摂取を開始するようにします。多くの症例では、何らかの食事を開始できます。しかし、いきなり普段通りの食事を安全にとれるとは限りません。誤嚥性肺炎のため、発熱や痰絡みで、本調子ではありません。皆さんも、高熱で入院したときに揚げ物が食べたいかというと、そうではないでしょう。咀嚼力が弱っている可能性や、嚥下反射が遅れることも想定して、噛みやすく、飲み込みやすい食事を検討します。例えば、普段は常食を食べている患者さんが軽度の誤嚥性肺炎で入院し、嚥下評価の結果が良ければ、軟らかく調理された食事を一口大に切って提供することがあります。

　嚥下機能に心配が強い場合は、ミキサー食から開始します。咀嚼を必要とせず、また、粒がなく均一であるため、残留や誤嚥をしにくい食形態です。

しかし、見た目も食感も食欲をそそるものではなく、気分を害される患者さんもいます。**形態を下げている意図と今後の方針**を、事前にきちんとお伝えしましょう。「飲み込む力が、知らず知らず弱ってきて肺炎になってしまったようです。肺炎を悪化させず、早く治せるように、まずはなめらかなお食事をお出しします。飲み込み方をみさせてもらって、早めに形のあるお食事をお出ししたいと思っています」と、**前向きな表現の説明**を心がけます。

食事をただみるだけではない、観察のポイント

　嚥下の評価法で、最も重要なのは、食事場面の観察です。嚥下の一部分を切り取って評価する検査とは異なり、生活の中で一連の動作を確認できるためです。みるべきポイントを知っておきましょう（**表7**）。

食形態の段階的アップの基準

　段階的に上げていくのは、食形態だけではありません。摂取時の体幹角度は、30度、45度、60度と、座位でリスクが異なります。摂取量がお粥100gのみか、お粥200gと副食かによって、終盤の疲労に伴う誤嚥のリスクが異なります。一口量がスプーン半分か、山盛り1杯か。介助で摂取しているか、自力摂取か。一つ一つの条件によって、嚥下の安全性や効率が異なります。

　新しい条件は、昼食時に試すようにします。患者さんがしっかり覚醒しており、他職種にも評価に参加してもらいやすく、問題があっても対応しやすいためです。条件を変えたときには、変更後も状態が変わりないのか、誤嚥や摂取量の低下を導いていないかを**評価するところまでがひとくくり**です。そこで、（理想的には）変更は一度に一つだけにします。二つ同時に変えた場合（例えば食形態を変えて、かつ自力摂取にしたとき）、もし翌日に熱が出たら、どちらが悪かったのかわかりません。また、条件を変更したあとは、最低3食、できれば3食×3日間、**安全にとれていることを確認してから、次の段階へ移り**ます。昼食時に問題がなくても、疲れている夕食や、眠たい朝食ではうま

く摂取できないことがあるからです。発熱や痰絡み、痰の増加、呼吸様式の変化、摂取量の低下がないかを観察します。

　このように、食事の調整には計画性を要します。主治医としては、外来日や週末を除いて、昼食をみに行ける曜日を挙げ、どの日にどの条件を挙げるかを計画します。看護師で食事調整を行う場合には、大きな変更の際は主治医が対応しやすい曜日にする、入浴の日は避けるなど配慮をします。

表7　食事の観察ポイントと対策

項目	みること	対策
環境	・食事に集中できるか ・机と椅子の位置関係 ・姿勢の維持しやすさ	・テレビを消す、カーテンで仕切る ・机の高さや位置調整 ・枕などでポジショニング
食物認知	・覚醒度、活気 ・食べ物の認識	・鎮静系の薬剤調整 ・食材がみえやすい無地の食器
運び方	・食器や食具の扱い方 ・手の動き ・取りこぼし	・食器や食具の調整（自助具） ・机の位置や姿勢の調整 ・摂取介助
摂取速度	・食事にかかる時間 ・経時変化（疲労、集中力）	・30分で切り上げる、分割食 ・疲労しにくい姿勢や食形態 ・後半の摂取介助
摂取内容	・食べようとしないもの ・摂取量	・避ける理由の検討 （嗜好、味覚、食欲、咀嚼、嚥下など） ・栄養補助食品
咀嚼	・咀嚼の程度 ・歯の痛み、義歯の不具合	・食形態の調整 ・歯科治療、義歯調整
嚥下	・嚥下の惹起遅延 ・一口で複数回、嚥下する	・鎮静系の薬剤調整 ・咽頭期の訓練、感覚刺激 ・味覚や嗜好の確認
残留	・口腔内の残留（麻痺側、歯と頬の間、舌の裏）	・口腔ケアや保湿、口腔期の訓練 ・交互嚥下（食事と、嚥下しやすいゼリーやとろみ茶を交互に摂取） ・追加嚥下（一口につき複数回嚥下） ・食形態の変更
咳、声	・咳のタイミング ・咳の強さ、喀出能 ・声の変化（湿性嗄声）	・姿勢や食形態、一口量の調整 ・数口毎の咳払いを促す ・交互嚥下、排痰訓練
胃食道逆流	・食後の嘔気や胸焼け ・食後の嘔吐、苦み	・食後の座位保持、飲水 ・制酸薬、上部消化管蠕動促進薬

食形態の段階的アップの方法

　食形態の上げ方は、患者さんの嚥下機能だけでなく、準備できる嚥下食の種類にもよります。例えば、主食をミキサー粥（粒がなく均一なお粥）で開始したとします。これを安全に食べられれば、少し不均一さのあるお粥を検討します。ただし、全粥は重湯と米粒という異なる性状のものが入り混じっているため、嚥下障害がある患者さんにとってはリスクになり得る形態です。米粒を咀嚼している間に、重湯が早期咽頭流入して、そのまま誤嚥するかもしれません。五分粥は水分量が増えるため、さらに危険性が増します。できれば嚥下障害に配慮して、重湯の部分に酵素剤を加えてなめらかにしたお粥（筆者が所属する病院では「嚥下粥」）を選択しましょう。咀嚼が問題なく行える場合は、軟らかく炊いた米飯（軟飯）でも構いません。ただし、軟飯はもちもちするため、お餅のように固まることがあります（軟飯の窒息事故も報告されています）。咀嚼や嚥下が不十分なまま次々と口にご飯を運ぶ患者さんでは、喉に溜まり、おにぎりのようになってしまうこともあります。咀嚼力があり、ばらつきやすいものをまとめる口腔機能も備わっていそうなら、米飯も選択可能です。パンは硬くて喉に詰まることがあるため、摂取時には事前に小さくちぎるなど、患者さんの認知機能や嚥下機能に適した方法で提供します。牛乳に浸して食べる方もいますが、噛んだときに出てくる水分で誤嚥をするリスクがあります。

　副食も考えましょう。ミキサー食で開始した場合、次の段階は、それに硬さや不均一さを少し交えたものになります。施設によっては、ミキサー食同様に均一でありながら舌でつぶせる程度の固さをもたせた「ソフト食」があります（施設ごとに食事形態の意味する内容が異なるため注意しましょう）。咀嚼をあまり必要としない形態ではきざみ食もありますが、ばらつきやすいため、残留や誤嚥が起こりやすい食形態です。はじめは、とろみ粉で作られたあん（筆者が所属する病院では「とろみあん」）などを混ぜて、まとまりやすく、嚥下しやすいように工夫します。あるいは、咀嚼機能が保たれている場合には、軟菜食を一口大にして提供する方法もあります。いずれにしても、**新しい条件を**

試すときは自分の目で観察し、**夕食もその形態を継続するかを判断**します。慎重に進めるには、昼食のみ軟菜食で朝夕はミキサー食などと3食の形態や量を調整することもあります。

食形態を上げ下げする目安

患者さんから食形態を上げてほしいといわれることや、逆に、食形態を下げたほうがよいのではないかと心配になる場面もあるかと思います。専門的な対応が難しいときにも、こうした疑問を解決できるよう、『観察による食形態判定のための手引き』が作成されました。印刷するとポケットサイズの冊子が作れるようになっていますので、在宅や施設でも活用してください[1]。これを用いると在宅や施設でも食形態の調整や、気を付けるポイント、専門家への相談の必要性がわかります。

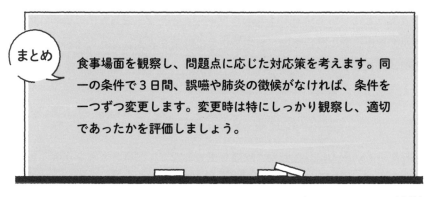

まとめ　食事場面を観察し、問題点に応じた対応策を考えます。同一の条件で3日間、誤嚥や肺炎の徴候がなければ、条件を一つずつ変更します。変更時は特にしっかり観察し、適切であったかを評価しましょう。

（吉松）

［参考文献］
1）　国立国際医療研究センター病院. 観察による食形態判定のための手引き.
　　http://www.hosp.ncgm.go.jp/s027/100/A_202007.pdf

むせない誤嚥は、
どうみつける？

誤嚥しているかどうかは、むせているかどうかで判断していました。でも、むせなくても誤嚥していることがあると聞きました。むせない誤嚥は、どうすればみつけられますか。

(理学療法士)

　誤嚥性肺炎かどうかを判断するために、「食べるとむせますか」と聞いている場面をみかけます。確かにむせこみは有用な病歴ですが、実は誤嚥性肺炎の原因になっているのは、むせない誤嚥が多いとされます[1]。つまり、**むせるかどうかを聞くだけでは、誤嚥を十分に評価できません**。むせない誤嚥もみつけられるようになりましょう。

「むせる」の意味すること

　むせるというのは、飲食物が喉頭や気管に入り、咳込むことを意図して用いていることが多いです。皆さんもお茶でむせこんだことがあると思います。では、誤嚥性肺炎になったことはあるでしょうか。感覚がしっかりしているのでかなり手前のほうでむせていたり、あるいは気道に入りかけたお茶をむせて喀出できて、肺炎を予防できていたりします。日頃よくむせる患者さんは、飲み物が気道へ入りかけるものの、しっかりした喀出力により誤嚥は予防できているかもしれないですし、喀出できず誤嚥をしているかもしれません。あるいは、COPDなどの呼吸器疾患や咳反射の影響により、咳が出やすいだけかもしれません。

「むせない誤嚥」とは

咳が出ないまま異物が気道へ入ることを、「不顕性誤嚥」と呼びます。これは咽喉頭の感覚が低下すると起こりやすくなり、市中肺炎で入院した高齢者の7割にみられたとされます[2]。むせないので気付きにくく、すぐに喀出されないので口腔内の細菌が気道へ入り、加齢や基礎疾患により全身状態が低下している患者さんでは誤嚥性肺炎をきたしてしまいます。

「むせない誤嚥」のみつけ方

不顕性誤嚥は、むせないため、みつけるのが容易ではありません。視覚的に確認できるのは、嚥下内視鏡検査や嚥下造影検査です（**Q24**、p.92へ）。これらの検査を行うと、誤嚥をしてむせた場合（顕性誤嚥）に、咳の有効性（誤嚥したものを喀出できたかどうか）も確認できます。しかし、検査に伴う緊張感や、内視鏡の不快感、造影剤の味などから、検査では本来の嚥下機能を発揮できない患者さんもいます。また、検査で確認した数口では誤嚥がなくても、実際の食事となると終盤には疲れてきて不顕性誤嚥をしたり、特定の食物で誤嚥することもあります。**検査結果だけで判断せず、日常の食事場面での評価が不可欠**です。

まず、**嚥下前後で頸部を聴診**してみましょう。食事の前半と後半で呼吸音が湿性に変化してきているときには、不顕性誤嚥を考えます。頸部聴診は感度、特異度ともに文献により差が大きいですが、中には8～9割以上とするものもあります[3]。聞き慣れるために、胸部を聴診する際に頸部も聴診することを習慣づけてみませんか。食事に伴う呼吸数の増加、酸素飽和度の低下、湿性嗄声（ゴロゴロとした声）、喘鳴、呼吸様式の変化、痰絡み、微熱なども不顕性誤嚥の徴候です。複数の所見から総合的に判断することが重要です。

嚥下内視鏡検査や嚥下造影検査の装備がなくてもできる検査としては、**簡易嚥下誘発試験**があります。これも物品の準備や手技の習得が必要ですが、覚えておくと便利です。5Fr程度（新生児用）の経鼻胃管を鼻腔から挿入し、

先端が咽頭にみえたところでテープなどで軽く固定します（深さ13〜14cm）。冷水0.4mL、次いで2.0mLを注入し、嚥下反射が3秒以上みられなければ異常と判断します[4]。また、ネブライザーを用いてクエン酸を吸入してもらい咳反射を確認する咳テストも、気道防御反応をみるのに適しています[5]。

「むせない誤嚥」の防ぎ方

　誤嚥をしてもむせないのは、咽喉頭の感覚低下が原因のため、感覚を改善させる必要があります。これは筋力を鍛えるより難題です。まずは鎮静作用や鎮咳作用を伴う薬剤を中止しましょう。さらに、アイスマッサージや氷片、レモン果汁などを用いた訓練で感覚を刺激します。水分などが気道へ流れにくいよう、体幹角度を調整し、頸部を前屈させます。とろみのない水分やばらつきやすい食事など、その患者さんが誤嚥しやすい形態のものは避けるようにします。あるいは立て続けに食べず、合間にゼリーやとろみスープで残留が除去されるよう、交互に食べてもらいます（交互嚥下）。食事中の息切れや湿性嗄声は不顕性誤嚥の徴候かもしれないため、早めに咳払いや咳を促します。サブスタンスPを介して嚥下や咳反射を改善させる薬剤を試してみてもよいかもしれません（**Q33**；p.128へ）。

誤嚥をしても、肺炎にならないように

　不顕性誤嚥を完全に防ぐことは難しいため、誤嚥をしても肺炎にさせないという意識も重要です。栄養状態を改善させ、免疫抑制薬や全身ステロイド投与は可能な限り減らし、肺炎球菌ワクチンやインフルエンザワクチンを接種します（**Q44**、p.170へ）。食前や寝る前の口腔ケアを徹底し、口腔内常在菌の誤嚥を防ぎます。呼吸状態が向上するよう、吸入薬や呼吸理学療法を活用し、排痰訓練も行います。誤嚥の頻度が変わらなくても、肺炎をできるだけ防ぐことにつながります。

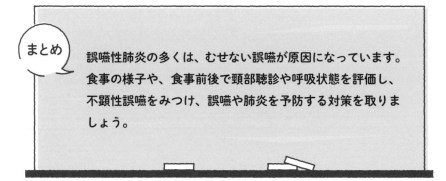

まとめ

誤嚥性肺炎の多くは、むせない誤嚥が原因になっています。食事の様子や、食事前後で頸部聴診や呼吸状態を評価し、不顕性誤嚥をみつけ、誤嚥や肺炎を予防する対策を取りましょう。

（吉松）

［参考文献］

1）Ramsey D, et al. Silent aspiration: What do we know? Dysphagia. 2005; 20: 218-225.
2）Kikuchi R, et al. High incidence of silent aspiration in elderly patients with community-acquired pneumonia. Am J Respir Crit Care Med. 1994; 150: 251-253.
3）Watanabe S, et al. Reconsideration of three screening tests for dysphagia in patients with cerebrovascular disease performed by non-expert examiners. Odontology. 2020; 108: 117-123.
4）Teramoto, et al. Simple two-step swallowing provocation test for elderly patients with aspiration pneumonia. Lancet. 1999; 353: 1243.
5）Wakasugi Y, et al. Usefulness of a handheld nebulizer in cough test to screen for silent aspiration. Odontology. 2014; 102: 76-80.

Q24

嚥下内視鏡や嚥下造影は
いつ行う？

数多い誤嚥性肺炎の患者さんのうち、どういう方に嚥下内視鏡や嚥下造影を
行うとよいですか。二つの検査法の使い分けも教えてください。

（7年目呼吸器内科医）

　嚥下内視鏡や嚥下造影は見慣れないため、つい難しく考えがちです。診察
ではみえないところを可視化できて、その後の方針も立てられる非常に有用
な検査です。必要な患者さんにすぐ行えるように、自施設での担当医師や手
順を確認しておくことをお勧めします。患者さんごとの適応は、言語聴覚士
や看護師、各科医師など多職種で相談します。検査の考え方とともに、嚥下
内視鏡と嚥下造影、また最近話題の嚥下エコーの特徴をご紹介します。

誤嚥の証明で終わらない：診断的評価と治療的評価

　誤嚥や肺炎の治療が順調にいかず困るときは、一度は評価を検討しましょ
う。特に誤嚥の原因がはっきりしない場合や、嚥下機能が急に悪化したとき、
肺炎を繰り返すときはよい適応です。検査ごとの注意点はありますが、検査
を行えない患者さんはあまりいません。

　時に「ほら、やっぱり誤嚥していますね」と、絶食の妥当性を説得するた
めに検査が使われることがあります。確かに、重度の嚥下障害で、安全に食
べられないことを患者さんやご家族がどうしても納得されないとき、誤嚥を
可視化することで病状理解や治療の受け入れにつなげることも検査の一つの

役割です。しかし、検査の意義はもっと深いのです。また、検査は慎重な観察下で行っており、誤嚥にもすぐに対処がしやすいため、誤嚥をしたら必ずしも検査が終了するわけではありません。喀出力をみることも検査の意義です。咳嗽や吸引などで十分に喀出して呼吸状態の安定を確認すれば、検査を継続できます。

　検査では咽喉頭の腫瘍がみつかったり、嚥下のどこが障害されているかがわかり鑑別疾患が絞られたりします。また、どのようなときに誤嚥をするのか、そのときに咳が出たか不顕性誤嚥であったか、誤嚥したものが咳できちんと喀出されたか、を評価できるのも強みです。

　さらに、**異常がみられたらその原因や対策を検討**できます。例えば水分を誤嚥した場合に、早期咽頭流入が問題なら上半身の角度を変える、頚部前屈を強める、とろみをつける、スプーンで飲むといった対策を順番に試せます。咽頭残留したものがあとにあふれて誤嚥しているなら、とろみの程度を減らす、一口量を減らす、追加嚥下を促すなどといった方法もあります。「嚥下おでこ体操」（額に手を当てて抵抗を加え、おへそを覗き込むように強く下を向く体操）をその場で行い、飲水への即時効果を試すこともできます。嚥下の代償法や訓練の有効性を確認することで、今後どのように食事をとり、どのような訓練を行うかという計画につながります。「誤嚥してからが勝負」ともいわれるほど、**治療的評価としての意義が高い**のです。

　応用法が多い検査であるため、より有益な情報が得られるよう、計画的に行いましょう。どういった情報を得るために、いつどの検査を行うのか、多職種でよく話し合います。検査中に異常を認めた際にその場で誤嚥を軽減する代償法も試して、有意義な検査となるよう、できるだけ多職種で行います。

検査はあくまでも検査：実生活に即した評価を

　気を付けておきたいのは、**検査は日常を完全に反映しているわけではない**ということです。特殊な状況であるため、患者さんが緊張のあまり普段の能力を発揮できないことや、内視鏡や造影剤の違和感から不自然な動きをして

しまうこと、たまたま体調が悪くて嚥下機能がうまく働かないこともあります。あるいは、検査中に誤嚥がなくても、食事の終盤で疲れているときや、覚醒しきれていない朝食の一口目では誤嚥をしているかもしれません。検査所見は、あくまでもあるときの所見であることを認識し、**日頃の食事中の様子も踏まえて、総合的に判断**します。

　そこで、できるだけ生活に即して、実状に近い所見を得ておきたいものです。例えば体幹角度を45度に倒せばとろみなしの食事を安全に食べられるとわかっても、患者さんが施設に帰って食堂で仲間とともに食事をとることを希望しているなら、その所見だけでの評価はその患者さんにあまり有用とはいえません。座位でも安全に食べられるかもしれないですし、座位であればとろみや食形態の調整が必要なら、それも大事な情報です。有意義な検査となるよう、施設で対応できる食形態や姿勢も事前に聞いておくとよいでしょう。

嚥下内視鏡

　鼻腔より内視鏡を挿入し、咽喉頭を観察します。嚥下に関わる部分の粘膜や動きもみられるため、腫瘍や麻痺など誤嚥の原因診断に役立ちます。水分や食事（必要に応じて着色したもの）を摂取してもらい、嚥下反射の惹起遅延、喉頭侵入や誤嚥、残留の様子が食形態や姿勢によってどう違うのかも評価できます。普段の食事を用いて、ベッドサイドや在宅でもできるため、生活に即した評価が可能です。リドカインゼリーなどの局所麻酔は基本的に使わないため、内視鏡に伴う不快感はありますが、熟練すれば一食を食べる間ずっと観察しておくことも可能です。ただし、嚥下の瞬間は咽頭収縮により画面がみえなくなること（ホワイトアウト）、口腔期や食道期も観察できないことが欠点です。また、検査の目的を理解できない患者さんには嫌がられやすくなります。出血傾向や鼻咽腔疾患がある場合は粘膜損傷に注意します。詳しくは日本摂食嚥下リハビリテーション学会が定めた嚥下内視鏡検査の手順をご参照ください[1]。最近では、嚥下内視鏡を行うための、座学と実技を交えた講習会も増えています。受講すれば検査を自分でも行いやすくなるほか、胃

瘻造設前に評価を行うことで加算につながるという利点もあり、職員を講習会へ積極的に派遣している施設もあります。興味がある方は、日本嚥下医学会や、日本摂食嚥下リハビリテーション学会などのホームページで、最新情報を確認してください。

嚥下造影

　造影剤を加えた食事を食べてもらい、透視下に観察します。咀嚼や食塊形成など口腔期から、咽頭への送り込み、喉頭侵入や誤嚥、食道期まで嚥下のすべての過程を観察できます。誤嚥の程度や、咳嗽や吸引で除去できたかどうかもある程度みることができ、内視鏡の不快感なくいろいろな姿勢や自己摂取も試せるため、対策も立てやすくなります。一方で、透視設備が必要で、患者さんも緊張しやすくなります。実臨床で影響を感じることは稀ですが、被曝や造影剤の誤嚥に伴うリスクは共有しておく必要があります。詳細は学会が公開している嚥下造影の標準的検査法を読んでみてください[2]。

表8　嚥下評価法の比較

	嚥下内視鏡	嚥下造影	嚥下エコー
観察しやすい	咽喉頭、軟口蓋、声帯、唾液貯留、喉頭侵入	先行期、口腔期、咽頭期、食道期、喉頭挙上	食道期、嚥下筋全般、舌、咽頭残留
観察しにくい	先行期、口腔期、食道期、咽頭収縮、喉頭挙上	粘膜、声帯麻痺、唾液貯留、喉頭侵入	描出に習熟が必要
場所	どこでも可	透視室	どこでも可
合併症	鼻出血、喉頭痙攣、誤嚥	造影剤の誤嚥／アレルギー	誤嚥
被曝	なし	あり	なし
苦痛	中（痛み）	低（造影剤の味）	低（圧迫感）
検査食	普段の食事±着色料	普段の食事＋造影剤	普段の食事（素材によりみえない）
繰り返し行う	苦痛次第	透視室の制約	可
初期投資	内視鏡、記録装置	透視設備	エコー設備
検査ごとの実費	内視鏡の洗浄	透視、造影剤	なし
周囲への感染リスク	高（鼻咽腔の微生物のエアロゾル化）	低（咳嗽や吸引時）	低（咳嗽や吸引時）

嚥下エコー

　顎の下や前頸部にプローブを当て、筋肉などの軟部組織や声帯の動きを観察します。声帯や気管内など浅いところはリニアプローブを、舌骨や口腔内など深いところはコンベックスプローブを用います。高齢者や神経筋疾患の患者さんでみられやすい筋委縮や舌骨挙上不全、脳梗塞後や反回神経麻痺などに伴う声帯の動きの左右差が観察できます[3]。特に合併症はなく、場所を選ばず行えるのは大きな利点です。ただし、誤嚥をみるにはかなり習熟が必要です。

> **まとめ**
>
> 原因不明の嚥下障害があるときや、肺炎を繰り返すときは、嚥下の精査を検討しましょう。検査法の特性を理解して選択し、誤嚥の予防策や訓練計画も立てられるよう多職種で多面的に評価します。

（吉松）

［参考文献］

1) 武原格, 他. 嚥下内視鏡検査の手順2012改訂（修正版）. 日摂食嚥下リハ会誌. 2013; 17: 87-99.

2) 日本摂食・嚥下リハビリテーション学会医療検討委員会. 嚥下造影の標準的検査法（詳細版）日本摂食・嚥下リハビリテーション学会 医療検討委員会案作成に当たって. 日摂食嚥下リハ会誌.2004; 8: 71-86.

3) Picelli A, et al. May ultrasonography be considered a useful tool for bedside screening of dysphagia in patients with acute stroke? A cohort study . Minerva Med. 2021; 112: 354-358.

胃管やCVはいつ使う？

食べられないなら胃管を入れようといわれますが、痰が増えたり不穏になったりと、使いにくいです。胃管やCV（中心静脈）カテーテルに踏み切るのはどういうときですか。　　　　　　　　　　　　　　　（10年目総合診療科医）

栄養療法の重要性をわかってはいても、合併症を懸念して躊躇してしまいますね。入院時にひとまず末梢輸液とするのはやむを得なくても、漫然と続けていると栄養状態を悪化させてしまいます。栄養療法も誤嚥性肺炎の大事な治療ですので、計画的に進めましょう。

栄養療法は治療の一部

栄養が不足すると体力が落ちてしまい、せっかく肺炎が治っても歩けない、起き上がりたくない、という方をよくみかけます。低栄養状態が遷延して身体機能や免疫能、呼吸機能や嚥下筋が弱れば、肺炎も再発しやすくなります。誤嚥性肺炎をきたす患者さんは入院時に既に低栄養状態であることが多いため、栄養管理がなおさら重要です。栄養状態を入院前よりも良くして退院してもらう意気込みで取り組みましょう。

現状と目標に応じて、必要な栄養摂取量を判断する

１日に必要な栄養量は、ハリスベネディクトの式で計算した基礎代謝量に、

活動や負荷の程度に応じた指数を掛け合わせて求めます（**表9**）[1]。これはあくまでも消費熱量ですので、現状維持を目指した栄養量です。これに満たなければ、誤嚥性肺炎の患者さんはさらに衰弱してしまいます。栄養状態を改善させて体力をつけてもらおうと思えば、さらに多く摂取してもらう必要があります。

表9　全エネルギー消費量の計算式

投与エネルギーの決め方（1日必要エネルギー量 kcal/日）
［BEE（基礎代謝エネルギー消費量）× activity factor × stress factor］
Harris-Benedictの式 基礎エネルギー消費量（BEE：kcal/日） ・男性［66.47＋13.75W＋5.0H－6.76A］ ・女性［655.1＋9.56W＋1.85H－4.68A］ 　W：体重（kg）、H：身長（cm）、A（年齢）
activity factor 　寝たきり：1.0、歩行可：1.2、労働：1.4〜1.8
stress factor 　術後3日間　軽度　：1.2→胆嚢・総胆管切除、乳房切除 　　　　　　中等度：1.4→胃亜全摘、大腸切除 　　　　　　高度　：1.6→胃全摘、胆管切除 　　　　　　超高度：1.8→膵頭十二指腸切除、肝切除、食道切除 　臓器障害→　1.2＋1臓器につき0.2ずつup（4臓器以上は2.0） 　熱傷　　→　熱傷範囲10%ごとに0.2ずつup 　体温　　→　1.0℃上昇ごとに0.2ずつup 　　　　　　（37℃：1.2、38℃：1.4、39℃：1.6、40℃以上：1.8）

（Long CL, et al. Metabolic response to injury and illness: estimation of energy and protein needs from indirect calorimetry and nitrogen balance. J Parenter Enteral Nutr. 1979; 3: 452-456より作成）

末梢点滴で、栄養状態を維持するには

必要栄養量の計算がすぐにできないとき、私はひとまず1,500kcal/日を目安とします。よく使われる3号液の輸液は500mL製剤1本で100kcalもありません。高濃度糖加維持液（ソルデム® 3 AGなど、グルコースのGが目印）に変更すると、摂取できる栄養量はおよそ2倍になります。さらに、低濃度糖加アミノ

酸輸液（ビーフリード®など）を活用すると1本で210kcalであり、アミノ酸や微量元素も補えます。それでも必要量を満たすには7本以上必要で、浸透圧の影響から輸液速度を上げると血管炎をきたしやすいほか、心不全や腎不全、低アルブミン血症のある患者さんに投与できる量ではありません。これらの輸液を構成する糖やタンパク質は4kcal/gであるのに対して、脂質は9kcal/gと効率よく栄養が摂取できるため、脂肪乳剤（イントラリポス®など）も活用します。

経口摂取を1日も早く、少しでも多く取り入れよう

　こうして末梢輸液での栄養充足を試行錯誤していると、経口摂取であればどれほど栄養をとりやすいかを実感します。例えば1個150kcalの小さな栄養補給用ゼリーを毎食1個摂取できれば、輸液1L以上に値する栄養を確保できます。毎食2個食べられれば、輸液と併せて1,500kcal/日の目標も無理なく達成できます。嚥下機能の維持や改善のためにも、栄養状態のためにも、経口摂取を1日も早く、少しでも多く取り入れられるよう栄養士や看護師とも相談し積極的に考えましょう（**Q15**、p.54へ）。

3日間食べられそうにないときは、胃管を入れる

　入院初日から栄養が充足しているのが理想ですが、呼吸状態が悪いときには経口摂取を開始しにくいですし、週末でどうしても判断が難しいこともあります。ほとんどの症例は入院翌日か3日目には経口摂取の開始が期待できるため、口腔ケアと積極的な輸液管理を行います。ただし漫然とした末梢輸液による低栄養は避けたいので、3日目でもまだ食べられそうにない症例で、病状の改善を目指すときは、経管栄養を開始するようにしています。初日から既に3日間は食べられないことが想定されるなら、入院時から経管栄養を開始するか、その説明をして患者さんやご家族に了承を得ておきます。このとき、より緩和的な対応が望ましいのかどうかも、慎重に検討しましょう。

3日間消化管を使えそうにないときは、CVカテーテルを入れる

栄養は消化管から最も効率よく摂取でき、免疫能の維持にもつながります。経口摂取が難しいときは、経管栄養が第一選択です。消化器疾患や鼻咽腔の症状のために経鼻胃管がどうしても難しいときや、既にカテコラミンの投与などのためCVカテーテルが入っているときは、中心静脈栄養も検討します。一度挿入してしまえば経鼻胃管より違和感が少ないため、身体抑制を少し緩和できることもあります。栄養だけのためであれば、PICC（末梢挿入型中心静脈カテーテル）のほうが合併症リスクや患者さんの違和感を軽減できます。

苦痛をきたしにくい胃管の入れ方

胃管は挿入時や留置中の違和感が自己抜去の原因になります。できる限り細いチューブを選択しましょう。基本的に8 Fr（太くとも10Frまで）を使っています。薬で閉塞するという理由でより太いチューブが選択されることがありますが、閉塞させやすい薬剤を避け、粉砕ではなく簡易懸濁を用いることで回避できます。薬剤師、看護師と相談しましょう。細いチューブはガイドワイヤー入りのものがありますが、ガイドワイヤーなしのものでも挿入できる症例も多く、挿入時の苦痛を軽減できます。また、例えば右鼻腔から挿入するとき、頸部を左へ回旋すると、右の梨状窩が開いて挿入しやすくなります。この方法ではチューブが咽頭で交差して対側の梨状窩を通ることをなるべく防ぎ、咽頭不快感も軽減します。さらに、例えば右咽頭に麻痺がある場合には、チューブを麻痺側に留置することで異物感を軽減し、嚥下訓練で左側（健側）を用いやすくなるため、経口摂取が進みやすいかもしれません。

合併症を起こしにくい胃管の管理

顔面の皮膚は繊細です。胃管を固定するテープによる皮膚障害に気を付けます。また鼻腔に長時間接すると潰瘍を形成することがあるため、固定時に

鼻腔になるべく当たらないよう配慮し、日々の観察や貼り替え方を看護師と共有します。さらに、胃管に汚れが付着すると気道分泌物の増加、息苦しさ、誤嚥性肺炎の原因にもなります。胃管留置中は普段以上に口腔ケアや保湿を意識しましょう。

メリハリのある使用を

胃管は栄養補充の強力な味方ですが、長期使用により副鼻腔炎や鼻咽腔潰瘍、せん妄や廃用が懸念されます。抜去の目標を定め、それまでに経口摂取を開始・増量するよう多職種で計画を立て、患者さんやご家族とも共有しましょう。例えば改善が見込めるときは「1週間以内にミキサー食を開始して胃管を抜去する」、改善を見込みにくいときには「2週間以内に経口摂取量が改善しなければ抜去して緩和的な対応とすることをもう一度話し合う」などと決めることがあります。補助栄養がより長期的に必要な場合は胃瘻やCVポートも選択肢かもしれません（**Q34**、p.133へ）。

まとめ

経口摂取と積極的な輸液管理で、入院時から栄養療法を意識しましょう。3日間食べられそうにないときには経管栄養を検討します。8Frのチューブを用いて苦痛を軽減し、速やかに経口摂取を開始できるよう計画的に進めましょう。

（吉松）

[参考文献]

1）Long CL, et al. Metabolic response to injury and illness: estimation of energy and protein needs from indirect calorimetry and nitrogen balance. J Parenter Enteral Nutr. 1979; 3: 452-456.

第2章 入院で受け持つことになったら（病棟編）

Q26

気管切開があっても
食べられる？

気管切開後の患者さんも、食べさせてよいでしょうか。痰がゴロゴロしていて、食事介助が不安です。食前にカフをしっかり膨らませたほうが、誤嚥しにくくなりますか？

（呼吸器病棟看護師）

　誤嚥性肺炎で挿管管理になると、気管切開が必要になることがあります。1日も早く鎮静薬を中止して体力を回復させるためにも、人工呼吸器からの離脱を安全に進めるためにも、気管切開は必要な治療です。しかし、嚥下に様々な影響を及ぼすことを知っておきましょう。他疾患で気管切開になった場合も嚥下障害を併発しますので、ここで一度整理しましょう。

気管カニューレやカフは、気道分泌物を増やす

　気道分泌物が多いことや、誤嚥をしても吸引しやすいことを理由に、気管切開孔が閉鎖されないことがあります。しかし、気管カニューレも異物であり、分泌物を増やしたり、嚥下や咳嗽を起こりづらくさせたりしていることにも目を向けましょう。特にカフの刺激は分泌物を増やします。またカフを長く留置していると、（スピーチカニューレ使用中以外は）呼気が声門へ届かないため、声帯への刺激がなく唾液が貯留した状態が続いてしまい、喉頭の感覚が低下します[1]。気管内に慢性的に異物があるため、気管の感覚も低下します。すると、嚥下や咳嗽反射も低下してしまいます。

気管カニューレは、嚥下にも不利に働く

　気管切開孔の周囲は皮膚や組織が瘢痕化しやすく、固定バンドの影響もあり、動きが制限されます。さらにカニューレの重みも加わって、喉頭が挙上しづらくなるため、嚥下時の気道防御が十分に行えず、誤嚥のリスクになります[2]。特に、通常の切開位置（第2～5気管軟骨）より高い位置での切開や、緊急気道確保目的の甲状輪状間膜切開、創部が大きい場合はなおさらです。気管切開の患者さんをみたら、まず**切開位置や術式を確認**しましょう。

　通常は嚥下時に息をこらえるので、声門下圧が上昇して気道防御が働きます。気管切開があると、圧が逃げてしまって声門下圧が上昇しないため、この気道防御が機能しにくいことも、誤嚥しやすくなる一因です[3]。

気になるカフ圧の調整

　カフがあることで大きな誤嚥物は防ぐことができるものの、微量の誤嚥は起こってしまいます。そもそもカフの本来の目的は、気道に陽圧がかかるようにして換気効率を改善することと、カニューレが気管内に接して肉芽を作るのを防ぐことです。カフ上部に唾液がたれ込んで貯留しても、患者さんは喀出できません。体動に伴うカフと気道のずれや経時的なカフ圧の減弱に伴い、カフ上の貯留物が気管に流れ込むと誤嚥をきたします。

　カフ圧を上げると気管内への微量誤嚥は多少減らせるものの、食道も圧排され、嚥下したものが通過しづらくなります。また、気管粘膜を強く圧排してしまうことで、粘膜への血流が阻害され、粘膜炎や肉芽、潰瘍、壊死が生じます。さらに、気管後壁の膜様部に起こると気管食道瘻や、気管前頸静脈瘻、気管支動脈瘻などの恐ろしい合併症が生じることも報告されています。こうした合併症を防ぐために、近年は、カフ圧が時間経過とともにわずかずつ低下する仕組みが取り入れられています。カフ圧が「耳たぶの弾力」程度になっているかどうか（できればカフ圧計を用いて）、定期的に確認しましょう。

経口摂取に向けて、気管切開のウィーニングを

　不要な気管切開は早く閉じるのが鉄則です。しかし気管切開がある中で嚥下評価や訓練を行うことで、時間をかけて評価や訓練が行える利点もあります。また、一度閉鎖して再度切開するのは避けたいところですので、呼吸器科医や耳鼻咽喉科医など専門家とよく相談しながら万全を期して閉鎖に挑みます。

　人工呼吸器から離脱ができたら、まずはカニューレをカフのないものへ変更できないかを検討します。分泌物があるのにカフなしカニューレにするのは勇気が必要ですが、熱がなく呼吸状態が安定しており、唾液や痰の喀出が嚥下できており吸引回数が減ってきているならば、一度カフなしカニューレにすることを検討しましょう。気道分泌物がぐっと減って、嚥下訓練が進みやすくなる症例をよく経験します。

　カフなしのカニューレに変更後も唾液が嚥下できており、痰の増加や呼吸様式の変化、肺炎の再燃がないか観察します。必要に応じて、気管切開孔から内視鏡を挿入し、唾液の誤嚥がないかなどを（声帯を見上げて）確認します。安定していれば、専門医と相談のうえでカニューレを抜去するか、スピーチカニューレ（ワンウェイバルブ）、レティナの使用も選択肢の一つでしょう。スピーチバルブは会話が可能になるだけでなく、声門下圧の上昇による気道防御の向上、気流による喉頭感覚の改善、喀出能力の改善も期待できます。呼吸様式をみながら短時間から少しずつ練習します。なお、スピーチカニューレはカフ付きのものもあるため、カフを終了できないものの、短時間のスピーチカニューレによる訓練が行えそうなら検討します。レティナは気管切開孔を保持するための軽くてシンプルなカニューレで、喉頭挙上への影響が最小限であるため、誤嚥のリスクを抑えられます。ただし咳などで外れやすく、また挿入方法を習得していないとすぐに対応できないため、夜間に外れてもすぐに挿入できるよう通常のカニューレを準備するなど、対策が必要です。

気管切開があっても行える嚥下訓練

気管切開は呼吸や嚥下に様々な影響をきたすため、訓練も慎重に行う必要があります。大前提として、口腔ケア、口や舌の間接訓練、また全身の理学療法、呼吸リハビリと栄養療法により、全身状態を整えておきます。まずは間接訓練（食べ物を用いない訓練）を行いながら、唾液嚥下ができていれば、水飲みテストやフードテストを検討します。水に着色剤を入れて使用する着色水テストなら誤嚥の有無が確認しやすくなります（青や緑など、生体にない色を使います）。嚥下後にカフ上吸引ラインや気管内から色のついた分泌物が吸引されたら、誤嚥を示唆します[4]。できれば嚥下内視鏡を用いると、より多面的な情報が得られます。評価時に、カフありで目立った誤嚥がないようなら、カフ圧を抜いての評価も検討します。やはり誤嚥をしているようであれば、間接訓練を続けながら再評価を繰り返します。

少量ずつの水やゼリーが問題なく嚥下できている場合には、専門家と相談しながら直接訓練（食べ物を用いた訓練）を行い、摂取する量や形態を徐々にレベルアップさせていきます。このとき、ぶどうゼリーやプリンなど、痰と見分けのつきやすい色のついたものを摂取することで、着色水テストと同様に食後の吸引時に吸引されたものの色をみて、目立った誤嚥があるかどうかの確認ができます。ただし少量の誤嚥は判別困難です。気管切開があり嚥下訓練をしている患者さんでは、訓練の効果とともに、誤嚥性肺炎の徴候を早期に発見することも重要です。気道分泌物の量の変化、呼吸様式や回数、呼吸音、熱、活気など患者さんのベッドサイドで得られる所見や、採血、X線などを、いつも以上にこまめに確認するようにしています。

声が出る喜びを取り戻す「送気訓練」

重症な患者さんでは、なかなかカフなしカニューレやスピーチカニューレに変更できません。カフ上吸引ラインのあるカニューレを使用している場合には、この吸引ラインから逆に酸素を送気することで、声帯の尾側から空気

が流れるため「呼気」の役割を果たし，発声が可能になります[5]。気管切開例では声帯の不使用により廃用をきたしますが，送気をすることでこれを予防し，咽喉頭の感覚や随意的な唾液嚥下の頻度，喉頭侵入や誤嚥の改善も報告されています[6]。何よりも，声が出ることは患者さんにとって大きな希望になります。適応や詳細は，文献をご参照ください。

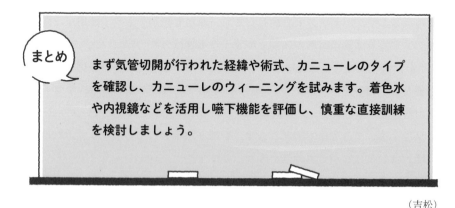

まとめ

まず気管切開が行われた経緯や術式、カニューレのタイプを確認し、カニューレのウィーニングを試みます。着色水や内視鏡などを活用し嚥下機能を評価し、慎重な直接訓練を検討しましょう。

（吉松）

［参考文献］
1) Feldman SA, et al. Disturbance of swallowing after tracheostomy . Lancet. 1996; 1: 954-955.
2) 古川浩三, 他. 気管切開後の嚥下における喉頭運動の解析. 耳鼻臨床. 1991; 補42: 119-124.
3) Eibling DE, et al. Subglottic air pressure: A key component of swallowing efficiency. Ann Otol Rhinol Laryngol.1996; 105: 253-258.
4) Bechet S, et al. Diagnostic accuracy of the modified Evan's blue dye test in detecting aspiration in patients with tracheostomy: A systematic review of the evidence. Dysphagia. 2016; 31: 721-729.
5) McGrath BA, et al. Safety and feasibility of above cuff vocalisation for ventilator-dependant patients with tracheostomies. J Intensive Care Soc. 2019; 20: 59-65.
6) 小池一郎, 他. カニューレカフ上吸引ラインからの送気訓練を実施した気管切開患者の1症例. 日摂食嚥下リハ会誌. 2015; 19: 69-74.

食べてくれないとき、
どうする？

患者さんが嚥下食をなかなか食べてくれません。食べないなら施設では面倒をみられないといわれて、困っています。末梢点滴を併用して、療養型病院へ転院が妥当でしょうか。
（3年目循環器内科専攻医）

　入院すると、食事が合わず、食べられない患者さんを多くみかけます。他疾患なら「退院したら食べるよ」と元気に帰って行かれることもありますが、誤嚥性肺炎ではそう簡単にはいかず、ご家族や施設からの期待も感じるだけに、主治医として悩むところです。

食欲低下をきたす疾患を見逃していないか

　嗜好の問題かと思っていたら、食欲を低下させる病態が隠れていることがあります。きちんと確定診断をつけることでその疾患の治療や食欲の改善にもつながります。頻度が高いのは、薬剤性の味覚障害や食思不振です。薬剤に伴う口渇や傾眠、倦怠感が食事摂取量に影響することもあります。服用している薬剤を、食事摂取という視点で見直しましょう。その他、逆流性食道炎や消化管潰瘍、腫瘍など消化器疾患が想起しやすいですが、甲状腺機能低下症や副腎不全など全身症状をきたす疾患、亜鉛など微量元素の欠乏による味覚障害、抑うつや認知症など認知機能・精神面の影響も考えます。食欲はあるのに、呼吸器疾患による息切れや脳血管障害による麻痺のため食事の動作が困難になっていることもあります。与えられた割り箸やスプーンが使い

にくいことが言い出せていないだけということもあります。食事の様子を観察し、なぜ食べられないのかを見極めましょう。

食べられる口になっているか

　しっかり覚醒して消化管が動いていても、口に痛みや不快感があって食べられないこともあります。口腔内の観察を習慣化しましょう。ライトや舌圧子を用いて、咽頭後壁、唇の裏側、舌の裏もよく観察します。乾燥、出血や潰瘍、口腔カンジダ症はないでしょうか。こびりついた汚れを丁寧に落とし、口腔内の保湿をするだけでも、効果が得られます。また、動揺歯や歯牙欠損、義歯不適合のため、咀嚼や食塊形成がうまくできていないだけかもしれません。できれば一度、歯科衛生士や歯科医にみてもらうよう手配します。

食欲をそそる食事であるか

　食事の提供方法を改善するだけで、摂取量が増えることがあります。嗜好の問題として軽視せず、多職種で介入しましょう。病院食は塩分制限などの理由から薄味になりがちです。味が合わなくて摂取量が足りていないようなら、制限を再考しましょう。塩分量を制限して血管リスクを低下させることも重要ですが、誤嚥性肺炎をきたした低栄養状態の患者さんにとっては、さらに**栄養状態が悪化することのほうが喫緊の課題**かもしれません。栄養士と相談して梅干しや佃煮を提供したり、好みのものをご家族に持参してもらったり、患者さんと一緒に院内の売店で選んだりすることもあります。加齢や認知症の初期症状として嗅覚障害が出やすいため、食事の味を感じにくくなります。香辛料も取り入れて風味豊かにするとよいとされます。また、冷めた食事は美味しさが半減します。温度は咽頭へのよい刺激にもなるので、冷たいものはしっかり冷やし、温かいものは温かいまま提供します。

　嚥下食は見た目がよいとはいえず、食欲をそそりにくい要因となっています。特にペースト状では何の料理かわからないため、料理名を伝えたり、食

器を配慮したり、できれば材料ごとにペースト状にすると味が保たれます（例えば、煮野菜をすべてミキサーにかけるのではなく、にんじん、大根、ブロッコリーを別々にペースト状にして配膳すると、それぞれの味が保たれ、見た目にも色鮮やかです）。

　不慣れな食べ物は摂取が進みません。昔ながらの和食を食べて生活していた患者さんが、病院食のトマトスープやマンゴーゼリーを前にして、きょとんとされているのをみかけます。献立に配慮するか、慣れたものをご家族に持参してもらうことも検討しましょう。

食欲を落とさない環境であるか

　食事を摂取する環境も大きな影響をもたらします。テレビや会話の音で食事に集中できなかったり、排泄物のにおいのため食思を減退させたりしていませんか。ベッドで体幹角度をあまり上げずに食べていて傾眠傾向となっていたり、丸まった姿勢になり胃が圧迫されたりして食欲が出ていないこともあります。きちんと座位をとったり、窓際へ移動したりすると食欲が発揮されることもあります。また、食事の時間帯が合っていないこともあります。年齢や基礎疾患とともに日内リズムが変動しやすくなります。特に高齢の患者さんは朝のほうが、摂取量が多いことがわかっています。朝食にカロリーの多いものを提供するとよいでしょう。一度に多量にとるのは疲労や腹部膨満感を伴うため、間食や分割食にして、こまめにとれるようにすると疲労も出にくく有用です。介護者の負担を増やさないよう、間食はプリンや栄養剤などの既製品を活用します。服薬時に水ではなく栄養補助食品やジュース、牛乳で飲んでもらうようにすると、自然とカロリーを摂取できます。薬物動態に問題をきたさないか、薬剤師に相談するとよいでしょう。

　嚥下は喉元でごくんと飲み込むところだけでなく、**一連の動作**です。お腹が減って、何を食べたいかなと考えて、うがいや歯磨きをして口をすっきりさせ、食卓に着き、食事をみてどれから食べようかと考え、食べ物をお箸で取って口へ運んで……。これらの動作を抜きにして、ベッドで寝ていたところを起こされて、いきなり口へ食べ物を入れられても、美味しいと感じにく

いですし、うまく飲み込めません。介助ではなく自力摂取に変え（あるいはご家族に介助してもらい）、監視しすぎないようにすると自然と食べられるようになることもあります。医療者は嚥下を医学的にとらえがちですが、生活として広い視野でみると、摂取できない原因がわかることもあります。

食べない患者さんのゆくえ

介入できる病態がなく、食形態や院内での環境調整も難しいようであれば、療養環境の変更の判断を迫られることになります。時間をかけた栄養療法や理学療法で体力が回復し、食事がとれそうであれば、慢性期病院への転院も選択肢になります。ただし可逆的とは言い難い衰弱をきたしているときや、環境要因のため食事をとれていないときには、転院をしたからといって状況が好転することは望みにくくなります。患者さんやご家族とよく話し合いましょう。

慣れた部屋で、慣れた家族や介護者との生活に戻ると、安心できるのか、食事がとれるようになることもあります。食事がとれない場合には、またいつでも再入院ができること、相談に乗ることを伝えたうえで、思い切って退院させる英断も大切です。また、食事をとれなくて衰弱したとしても慣れた自宅や施設で過ごすことを希望している場合には、訪問看護師や施設職員ともよく話し合います。ご家族との対話については、**Q46** (p.179へ) もお読みください。

> **まとめ**
> 食欲不振をきたす薬剤や疾患、味覚障害、認知機能・精神面の変化、口腔内の異常を探ります。食事内容や環境を改善できないか、関連他職種と検討します。慣れた環境へ戻ることも含めて、よく相談しましょう。

(吉松)

とろみを嫌がられるとき、
どうする？

水分にとろみをつけるように指導すると、嫌がられることがよくあります。とろみがないと誤嚥をしやすいので、リスクを説明しますが、わかってもらえません。どうしたらよいでしょうか？　　　　（言語聴覚士）

　とろみの使用は気軽に指示しがちですが、ほとんどの患者さんが嫌がります。私たちも味見をする程度なら飲めますが、24時間365日、とろみのあるものしか飲めないとなると、喉の渇きがなかなか癒えませんね。患者さんの生活に大きく関わることですので、切り札を一つでも多く持ち、誠意をもって対応できるようにしておきましょう。

まずは、とろみの必要性を再評価するところから

　患者さんが嫌がるとろみを、入院中は無理に飲んでもらっていても、退院後も続けられるとは限りません。退院後にとろみの指示を守れたのはわずか4割という報告もあります[1]。肺炎のリスクの低い患者さんでは、とろみを使用しなくても肺炎の頻度は変わらなかったというデータもあります[2]。とろみの指示を守れたとしても飲水量が減ってしまい、脱水になることもあります。患者さんを説き伏せる前に、まずは本当にとろみが必要かを考え直しましょう。

　水分にとろみを加えると、まとまりが出て喉へ送り込みやすくなり、流れる速度も低下するため誤嚥しにくくなります。とろみの濃度を濃くするほど

誤嚥は減る一方で、固形に近づくため飲み込む力が必要になり、**咽頭に残留しやすくなります**。つまり、とろみさえつければ安全とは限らないのです。入院時にひとまず指示したとろみを漫然と継続するのではなく、その都度、必要性や適切なとろみの程度、代替案を評価しましょう。高熱があり呼吸状態の悪い入院時と、これらが改善してからでは、嚥下機能は異なります。ベッドサイドでの水飲みテストのほか、嚥下内視鏡や嚥下造影を行うこともあります。ただし、検査では安全に飲水できたとしても、慌てて飲んだ場合など、条件が異なれば誤嚥をするかもしれません。とろみを変えた場合は、数日間は、**飲水以外の条件を変えず、誤嚥の徴候がないかを観察**します。

段階的にとろみをなくす方法：LIP

　Liquid Intake Protocol（LIP）は、とろみを段階的になくしていくための便利な方法です[3]。第一段階では水とお茶のみ、とろみをなくします。この段階をクリアすれば、第二段階ですべての液体（牛乳やジュース、味噌汁など）のとろみをなくします。それぞれの段階で、はじめの3日間は昼食時だけとろみをなくし、問題がなければ4日目から3食ともとろみをなくし、1週間経過をみて発熱やむせこみの頻度、摂取方法などに変わりがなければ、クリアしたと判断します。詳細はぜひ原著をご参照ください。

とろみを飲みやすくする工夫

　とろみをなくせないとしても、濃度は必要最小限に設定しましょう。また、冷やしたり温めたりすると、飲みやすくなります。さらに、とろみを嫌がる背景には、準備の煩わしさが関係していることもあります。スティックタイプのとろみ粉を用いると毎回の計量が省けますし、とろみがついたお茶やコーヒーの既製品も販売されていますので、紹介すると喜ばれることがあります。また、濃厚なジュース（ネクター）やエンシュア®などの栄養剤、ポタージュスープなどであれば、増粘剤（とろみ粉）を使わなくても自然なとろみがあります。

とろみを使わずに、安全に飲水する方法

それでもどうしてもとろみなしの水分を飲水したい場合は、代わりに飲水前に徹底的に口腔ケアを行うことと、とろみなしの水分を摂取できる時間帯などを細かく指定することで誤嚥性肺炎のリスクを軽減できるとされています。Frazier Free Water Protocol というプロトコルです[4]。適応を慎重に選び、かつ指示を厳重に守れば、誤嚥性肺炎はあまり増えないことがわかっています[5]。

患者さんの価値観

とろみについて考えるとき、患者さんがどのような生活を送りたいかという人生観を共有することは、嚥下機能の評価と同じぐらい大事かもしれません。医学的に（生命予後を延長させるために）より安全な方法を医療従事者は提案します。しかし、糖尿病の食事制限もそうであるように、美味しいものを食べたいと思うことも、間違いではないのです。あるいは末期癌の患者さんで、それまで制限していた飲酒を許可することがありますね。誤嚥性肺炎においても、こうした慢性疾患とうまく付き合う視点や、緩和ケアの精神が求められているように感じます。**とろみを強いる姿勢を少し緩めて**、患者さんとじっくり話してみてはいかがでしょう。もし絶対にとろみを使いたくないのであれば、退院後にこっそりととろみをやめてしまわれるよりも、**入院中から多職種で対策を検討する**ほうが心強いのではないでしょうか。例えば姿勢や摂取する際の一口量、スプーンを用いる、事前に口腔ケアをする、などといった対策をとることも一つかもしれません。どのようにすれば少しでも安全に水分をとれるか、またどのような体調のときにはなるべくとろみを用いたほうがよいか、工夫をお伝えできると喜ばれるかもしれません。

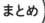

まとめ とろみの必要性を評価したうえで、可能ならとろみをなくすことを試みましょう。継続する必要がある場合には、より美味しく、快適に利用できる手段を伝え、継続可能な方法を模索します。

（吉松）

［参考文献］

1) Shim JS, et al. Factors associated with compliance with viscosity-modified diet among dysphagic patients. Ann Rehabil Med. 2013; 37: 628-632.
2) Kaneoka A, et al. A systematic review and meta-analysis of pneumonia associated with thin liquid vs. thickened liquid intake in patients who aspirate. Clin Rehabil. 2017; 31: 1116-1125.
3) 福山小百合, 他. とろみを外すプロトコルの開発と有用性・安全性の検討. 嚥下医学. 2018; 7: 211-215.
4) Panther K. The Frazier Free Water Protocol. Dysphagia. 2005; 14: 4–9.
5) Gillman A, et al. Implementing the free water protocol does not result in aspiration pneumonia in carefully selected patients with dysphagia: A systematic review. Dysphagia. 2017; 32: 345-361.

培養での
検出菌の評価は？

喀痰から菌が検出されたときに、原因菌と考えて治療を行うべきかどうか悩むことが多いです。どのように解釈して検出菌を評価して、治療につなげていけばよいでしょうか？ （3年目内科専攻医）

　培養結果が出たからといって、それが原因菌であると決めつけずに、考える姿勢は大切にしたいですね。検出菌と原因菌の違いについてから考えていきましょう。

検出菌と原因菌の違い

　繰り返しになりますが、喀痰は無菌検体ではないことに注意しましょう（Q7、p20へ）。血液培養のように無菌検体からの培養はコンタミネーションを除いて感染を一番に考える必要がありますが、培養は、臨床所見や喀痰の性状をみて培養結果を判断する必要があります。つまり、**「喀痰培養から〇〇が生えた＝〇〇が原因菌の肺炎」というわけではありません。**

　日本のNHCAPにおいて喀痰培養から検出する菌種として、疫学研究をまとめた結果、多い順に、①肺炎球菌、②黄色ブドウ球菌、③クレブシエラ属、④緑膿菌、⑤ヘモフィルス属、⑥ストレプトコッカス属と続きます[1]。しかし、病巣から直接採取した気管支肺胞洗浄液を用いた解析の結果では、①ストレプトコッカス属、②インフルエンザ菌、③肺炎球菌、④緑膿菌、⑤嫌気性菌、⑥黄色ブドウ球菌と続きます[2]。

実際の原因菌を示すこの結果から、培養では、口腔内連鎖球菌（ストレプトコッカス属）は過小評価されており、黄色ブドウ球菌は過大評価されていることが考えられています。

　実際に、初期治療がうまくいかず喀痰から黄色ブドウ球菌が検出されていることから、黄色ブドウ球菌のカバーを考えた治療を行うかどうかについて相談を受けることも多くありますが、黄色ブドウ球菌が原因ではなく他の治療失敗の原因があることをよく経験します（**Q31**、p.121へ）。もちろんNHCAPの中に黄色ブドウ球菌による肺炎がいないわけではありませんが、検出割合より実際原因となっている割合は低く、この網羅的細菌解析の結果は臨床的な印象とも合致している印象です。

　誤嚥性肺炎における同様の研究でも、よりストレプトコッカス属が原因菌である割合が多く、嫌気性菌の割合は少ないという結果でした[3]。また誤嚥性肺炎では嫌気性菌カバーという印象を持っている方も多いかもしれませんが、誤嚥リスクの低い肺炎と比較して、誤嚥性肺炎では嫌気性菌が原因となることは少ないという報告もされています。これは必ずしもアンピシリン・スルバクタムではなくセフトリアキソンによる初期治療が可能であることを支持する一つの結果です。

菌種による違い

　検出菌と原因菌が異なるという話をしてきましたが、やはり臨床において、治療開始した抗菌薬でカバーしない菌種が培養から検出されたときにどうしようか迷うかと思います。喀痰培養検査で検出されることの多い菌種である緑膿菌・MRSA・カンジダについて、先ほどの検出菌・原因菌の違いを踏まえて考えてみます。

①緑膿菌が検出された場合

　緑膿菌はセフトリアキソンやアンピシリン・スルバクタムではカバーが不十分な菌種となります。緑膿菌は肺炎の原因菌となることはありますが、医療曝

露のある患者さんでは、**気道の定着菌として培養される**こともままあります。カバーしない抗菌薬での治療経過が良好であれば、あえてカバー範囲を広げなくてもよいと考えます。臨床経過が不良であり、良好な検体で緑膿菌が培養されている場合は、臨床経過不良の原因が、本当に抗菌薬のカバー範囲が不足していることによるものかを吟味しつつ、カバー可能な抗菌薬に変更するかどうかを検討しましょう。これは耐性傾向のあるグラム陰性菌としてまとめられる SPACE（*Serratia marcescens, Pseudomonas aeruginosa, Acinetobacter baumannii, Citrobacter sp., Enterobacter sp.*）全体でも同様に考えられます。

〔 ②MRSA が検出された場合 〕

黄色ブドウ球菌が肺炎を起こすことはありますが、こちらも原因菌でない場合にも検出されることが多い菌の一つです。最終的に原因菌かどうかを判断するのは難しいことも多いのですが、**喀痰グラム染色所見による判断が有用**とされます。カバーしない抗菌薬での治療がうまくいっていないと考えられ、喀痰グラム染色で黄色ブドウ球菌の貪食像がみられた場合に、治療対象とすることも考えましょう。

〔 ③カンジダ属が検出された場合 〕

喀痰からカンジダ属が検出された場合に、カンジダ肺炎を考慮する必要は基本的にありません。しかし、カンジダ属の定着は、カンジダ属による深在性真菌症を起こすリスクファクターではあるので、カテーテル感染など**肺炎以外の感染源**については注意するようにしましょう。

血液培養陽性の場合は感染源を再考する

次に血液培養についてです。誤嚥性肺炎は、血液培養の陽性率が低い疾患の一つです。肺炎の診断が正しく、血液培養が陽性になるとすれば、肺炎球菌やインフルエンザ桿菌、時に腸内細菌や緑膿菌が陽性となることがあります。

しかし、血液培養から黄色ブドウ球菌、カンジダ属、腸内細菌などが培養されたときは、誤嚥性肺炎以外の感染源についても検討することをお勧めします。頻度が高いのは尿路や胆道系の感染症ですが、カテーテル感染症なども含め、もれなく確認しましょう。

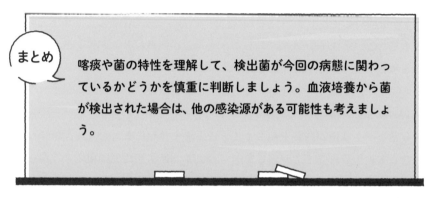

まとめ

喀痰や菌の特性を理解して、検出菌が今回の病態に関わっているかどうかを慎重に判断しましょう。血液培養から菌が検出された場合は、他の感染源がある可能性も考えましょう。

(山入)

［参考文献］
1）日本呼吸器学会, 編. 成人肺炎診療ガイドライン2017. p36.
　　https://www.jrs.or.jp/modules/guidelines/index.php?content_id=94（会員のみ閲覧可）
2）Noguchi S, et al. Bacteriological assessment of healthcare-associated pneumonia using a clone library analysis. PLoS One. 2015; 10: e0124697.
3）Akata K, et al. The significance of oral streptococci in patients with pneumonia with risk factors for aspiration: the bacterial floral analysis of 16S ribosomal RNA gene using bronchoalveolar lavage fluid. BMC Pulm Med. 2016; 16: 79.

治療効果判定は
いつ、どのようにする？

誤嚥性肺炎の患者さんに自覚症状についてうまく聞き出せないこともあり、
今の治療がうまくいっているのかどうか、判断に悩むこともあります。どう
いったポイントを確認すればよいか教えてください。 　　　（2年目研修医）

　治療初期に研修医の先生に経過を聞くと、詳細な血液検査データを教えて
くれることがあります。治療効果判定としては、特に治療初期はデータより
大切なものがベッドサイドにあるので確認しましょう。

臓器特異的な指標を意識する

　感染症治療効果判定の基本として、感染した臓器に対し、まずは特異的な
指標を用いることが重要です。誤嚥性肺炎の治療効果判定としては、呼吸数、
酸素飽和度、必要な酸素投与量が改善しているかどうかを確認し、重症の場
合や既往にCOPDや換気障害をきたす肺疾患がある場合には、動脈血液ガス
所見を確認しましょう。

　臓器特異的な指標ではありませんが、活気があるかどうかも非常に重要で
す。呼吸状態がすぐに改善していなくても活気が出てきている場合は、治療
効果があると考えて現行治療を継続する一つの根拠になります。

　体温の上昇、白血球数、CRPなどは、いろいろな修飾を受ける非特異的な
所見であり、遅れて改善することも多いため、早期の指標として用いるには
不適切です。

体温の上昇、白血球数やCRPの上昇がみられても、臨床所見が改善傾向である場合、拙速に肺炎治療がうまくいっていないと判断するのではなく、評価を継続するようにしましょう。しかし、4〜5日目以降にもこれらが遷延している場合には、その原因を検討するようにしましょう。

画像所見も改善が遅れることの多い指標になります。一般的な市中肺炎では治療確認に胸部X線検査での確認は必須ではないとされていますが、誤嚥性肺炎の場合は市中肺炎と比較して、肺結核・肺癌・肺水腫などの合併が、あとから明らかになる可能性がありますので、4〜7日後には1回確認しておいてよいでしょう。また呼吸状態が悪い場合はもう少し短いスパンでの確認や、入院時に胸部CT検査を行っていない場合はCT検査について検討しましょう。

このように、(特に早期の)治療効果判定に重要な所見は、血液検査や画像検査などの電子カルテ上のデータではなく、ベッドサイドでの診察で随時確認できるものです。研修医の先生方は上級医へのプレゼンテーションでは、まずベッドサイドで得られるものから順番に伝えていくようにしましょう。治療効果判定は日々の診察のたびに行っていくことになります。そのために、忙しい臨床業務の中でも、**患者さんのもとへ可能な限り足しげく通い、状況を確認**するようにしましょう。

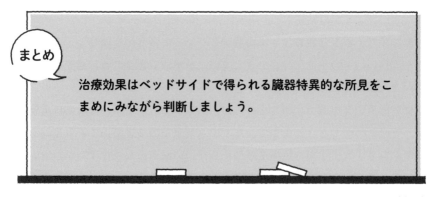

まとめ

治療効果はベッドサイドで得られる臓器特異的な所見をこまめにみながら判断しましょう。

（山入）

熱が再燃したら、
広域抗菌薬に変更する？

食形態を変更して食事を続けながら誤嚥性肺炎の治療をしていたら、熱がまた出てしまいました。抗菌薬を広域にしておいたほうがよいでしょうか？

（2年目研修医）

　誤嚥性肺炎の治療経過で、一旦解熱したのにまた熱が出たときは焦りますよね。でもその熱を解決するために、抗菌薬を広域に変更することが有効なことはそこまで多くはありません。落ち着いて対応しないと、余計に治療経過を複雑なものにしてしまいます。まず現状の評価をしましょう。

発熱の原因を突き詰める

　誤嚥性肺炎の治療中にみられる熱の原因は、大きく三つに分けて考えます。

① 誤嚥性肺炎以外の熱源がある
② 肺炎そのものが悪化している
③ 誤嚥を繰り返した

［ ① 誤嚥性肺炎以外の熱源がある ］

　入院中は、誤嚥以外のことが発熱の原因となることも多いです。まずは、入院中の発熱の鑑別を丁寧に行いましょう。感染症としては、肺炎以外に尿路感染、血管内カテーテル感染（末梢点滴でも）、偽膜性腸炎（抗菌薬投与中）、皮膚軟部組織の感染（褥瘡の有無）、胆嚢炎（セフトリアキソン長期使用時は注意し

ましょう）などがないかを意識して、診察しましょう。感染症以外にも、薬剤熱、血栓症、褥瘡、偽痛風などは、入院中に生じやすい熱源です。

［ ② 肺炎そのものが悪化している ］

発熱とともに膿性痰の増加、呼吸状態の悪化などがあるかを確認します。また、敗血症の状況かどうかの判断も必要です。呼吸状態や胸部画像所見で、急激な悪化が生じた場合は、心不全・腎不全による肺水腫が原因のときもあり、心機能や体液管理を、一度見直しましょう。そのうえで、やはり肺炎の増悪が原因と考えられるときは、抗菌薬のカバー範囲の問題なのか、もしくは膿胸や肺膿瘍が生じているかを検討しましょう。

［ ③ 誤嚥を繰り返した ］

他の熱源を評価したうえで、やはり誤嚥が疑わしい場合もあります。誤嚥を繰り返したことが原因の場合は抗菌薬を広域にしても解決しないことが多いです。食事の調整が必要なこともありますが、詳細は**Q32**（p.124へ）をご参照ください。また抗菌薬治療を終了後、誤嚥を繰り返し再度発熱した場合に抗菌薬再開は必要でしょうか。入院後に口腔ケアがある程度適切に行われている場合には、いわゆる誤嚥性肺臓炎（**Q 2**、p.5へ）と判断して抗菌薬を投与せずに経過をみる選択ができるときもあります。全身状態・重症度などを評価したうえで決定するようにしましょう。

どの抗菌薬に変更する？

HAP／NHCAPの原因菌のうち、アンピシリン・スルバクタム、セフトリアキソンでカバーできない菌種は、緑膿菌、MRSA、コリネバクテリウム属、耐性化したクレブシエラ属・大腸菌などです。

緑膿菌、耐性化したクレブシエラ属・大腸菌をカバーする場合には、タゾバクタム・ピペラシリン、カルバペネム系薬までカバーを広げることを検討しましょう。またMRSA、コリネバクテリウム属をカバーする場合には抗

MRSA薬を追加することが必要です。

　しかしこれらの菌種はアンピシリン・スルバクタム、セフトリアキソン投与中に喀痰から培養されることの多い菌種であり、培養されたからといって原因菌とは限りません。感染の原因となっているかどうかを判定するには良質な喀痰を採取してグラム染色を改めて確認することもひとつの手段です。

　また抗酸菌・レジオネラ・マイコプラズマなど、もとからカバーできていない菌種については、初診時に検査を出していなかった場合や、画像や経過から疑われる場合は、追加検査を検討しましょう。

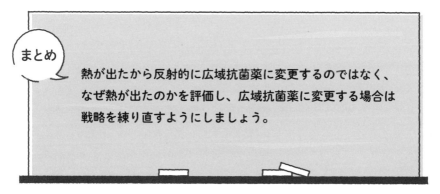

まとめ
熱が出たから反射的に広域抗菌薬に変更するのではなく、
なぜ熱が出たのかを評価し、広域抗菌薬に変更する場合は
戦略を練り直すようにしましょう。

（山入）

Q 32

また誤嚥してしまったので、 絶食？

入院中に、食形態を上げていると、誤嚥性肺炎が再燃してしまうことがよくあります。やはり絶食にするしかないのでしょうか。「せっかく退院が目前だったのに……」と悩みます。 （10年目腎臓内科医）

　入院中に誤嚥を繰り返してしまうことは、よくあります。「せっかく食事をとれていたのに……」、「退院も決まっていたのに……」と患者さんにとっても医療従事者にとっても悔しい瞬間です。まず、誤嚥以外の原因を考えます（**Q31**、p.121へ）。やはり誤嚥が原因であれば、その理由を探ると、方向性が定まります。「誤嚥だから絶食」とする前に、よく検討しましょう。

誤嚥をした原因をとことん探る

　誤嚥をするのには、何か原因があります。疾患による影響は、**Q12**（p.40へ）で紹介しました。入院中に再度誤嚥をするときに、これらを新たに発症していることもあるので、症状や身体所見を見直します。しかし、より多いのは、生活面、とりわけ**食事のとり方にまつわる変化**です。

　例えば、食事量を増やしたところ、食事の終盤に疲労が出たり姿勢が崩れてしまったりして誤嚥をしているだけなら、体力や呼吸状態が改善するまでは食事を減量し、輸液を併用するとよいでしょう。咀嚼などによる疲労が出にくい食形態にすることも選択肢です。食事を介助ではなく自力摂取に変えたところ（あるいは配膳時に、介助者が来るのを待ち切れずに、患者さんが自力で摂取

してしまったところ）、一口量が多くなり、身体も起き上がってしまい、誤嚥を
しやすくなることは往々にしてあります。体幹角度が変わった、ベッドでは
なく椅子で食事をするようになった、食事中に同室者と話す頻度が増えた、
テレビをみながら食べるようになった、などの変化はないでしょうか。また、
食事中には誤嚥をしていなくても、夜間に臥床したまま飲水をしていたり、
とろみのない水分や持ち込んだ菓子類をこっそりと間食したりしているかも
しれません。飲み食いのときだけでなく、うがい、口腔ケア、内服時など、
頸部を後屈する（まるで気道確保の姿勢になる）ときは、誤嚥に要注意です。う
がいをするときにいつもむせ込んでいる場合は、ガラガラうがいをブクブク
うがいに変更することも一つです。誤嚥の原因を突き止めるには、**患者さん
が日々どう過ごしているかをよく知る**ことと、他職種、ご家族とも**情報共有
ができていること**が重要です。

誤嚥から肺炎に至った原因を探る

　誤嚥をしても、肺炎になるとは限りません。咳で喀出できていれば、問題
にならないことも多いのです。また、食前や寝る前に口腔内が清潔であれば、
重度の感染は予防できます。誤嚥をして肺炎になったということは、**咳嗽の
減弱や口腔内の衛生状態の悪化**を考えます。

　咳嗽反射を低下させる薬剤（鎮咳薬、鎮静薬など）の使用が増えていないで
しょうか。常用薬だけでなく、不眠時・不穏時に屯用としている薬剤の頻度
や量の変化、使用している時間帯が明け方ではないか、なども確認します。
入院に伴いよくみられる咳嗽力の低下の原因として、廃用やサルコペニアの
進行、また、同室者への迷惑を心配して咳を我慢していることもあげられま
す。さらに、腹痛や尿意・尿失禁など別の症状が出現し、咳嗽がしづらくなっ
ていることもあります。

　口腔内の衛生状態は、入院時のみならず、経時的に確認します。入院直後
は看護師が口腔ケアをしていて清潔が保たれていたものの、全身状態の改善
に伴い自力で歯磨きをするようになると、汚れが除去できず、誤嚥性肺炎を

再燃することは頻繁にみられます。義歯のケアが十分でないこともあります。歯磨きや義歯洗浄の自立を促すのは重要ですが、自力で行ったのちに看護師が丁寧に確認し、届きにくいところは手伝うなど、患者さんにも他職種にも意識づけが重要です。退院がみえてきたら、ご家族や介護者にも引き継ぐようにしましょう。

絶食以外の選択肢を、多職種で考える

　上記のように、食事の摂取方法や薬剤、口腔ケアに問題があるときは、その改善が肺炎の治療と予防になります。経口摂取の条件を満たしていれば（**Q15**、p.54へ）、絶食は必要ありません。とはいえ、誤嚥の原因を一つに断定することは難しく、体調が弱っているときに同じ食事を継続することは不安を伴うものです。また、食形態が一因になっているときももちろんあります。そういうときには、いきなり絶食にするのではなく、食事の段階を一つ下げることを考えます。考え方は、食事を段階的に上げていく方法（**Q22**、p.83へ）の逆になります。例えばきざみ食で誤嚥をした場合には、あんかけでまとまりを出すようにするか、ミキサー食に変えてもよいでしょう。全粥や米飯で誤嚥をしたなら、一旦ミキサー粥にすることを考えます。食事終盤に疲労から誤嚥をしやすくなっていそうなときは、提供する量を一旦減量してみることもあります。ゼリーだけでもよいので、何らかの経口摂取を続けることで、機能を過度に衰えさせずに済みます。看護師や栄養士、言語聴覚士や理学療法士と相談してみると、原因がわかり、対策がみえてくることも多いです。**方針を決めてしまう前に、一度は話し合う**ようにしましょう。

それでも絶食が必要なとき

　食形態を下げても誤嚥を繰り返してしまうときや、誤嚥に伴い全身状態・呼吸状態が極度に悪化しているときは、絶食がやむを得ない場合もあります。全身状態の改善を優先し、取り急ぎの判断として、絶食にすることもありま

す。ただし、絶食や食形態を落とすことを選択した場合も、体調が安定した
ときや専門家に相談できるときに、早めに嚥下機能を評価し、より適切な対
策を検討しましょう。

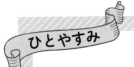

まとめ　患者さんの生活をよく観察し、誤嚥と肺炎の原因をとことん探ります。特に入院中に生じやすい原因は意識的に確認するようにしましょう。なるべく絶食は避け、原因に見合った対策を、多職種で選択します。

（吉松）

ひとやすみ

J-Osler と誤嚥性肺炎

　新内科専門医制度が始まり約3年が経ちました。各診療科の症例を経験することは、今後の長い医師人生を考えたうえで意義のあることと思いますが、専門症例の狭間にある誤嚥性肺炎の経験が減ってはいないかと危惧します（総合内科IIに嚥下性肺炎として含まれてはいるのですが……）。各科へローテートしてくる専攻医の先生方には、自科で不足している経験症例を充足するように担当が決まっていくことが多いでしょう。逆に誤嚥性肺炎をせっかくローテートしてくる先生に担当してもらうのは……という気持ちも出てしまいます。

　感染症治療・リハビリ・薬剤管理・食事栄養管理・ACP・面談・退院調整など内科専門医となるうえで重要な全人的医療の実践に必要な項目が誤嚥性肺炎診療には多く含まれています。これからの内科専門医の先生方にも誤嚥性肺炎の診療を通して病棟管理について考える機会があればよいなと思っています。

（山入）

127

Q33

誤嚥性肺炎を
予防する薬は？

高齢の患者さんでは訓練がうまく行えません。嚥下食にしたり、吸引を行っていても、誤嚥を繰り返してしまうことがあります。誤嚥性肺炎を予防できる薬はありませんか。　　　　　　　　　　　　　　　　　　（6年目在宅医）

これは患者さんのご家族から、最も尋ねられる質問ですね。そんな薬があったら教えていただきたいぐらいです、なんて思いながらも、何とかして元気になってもらいたいという気持ちがわかるだけに、あの手この手と工夫してみるのです。

薬での誤嚥性肺炎の予防を考える前に

　誤嚥性肺炎の予防の大原則は、原疾患の治療、徹底的な口腔ケア、そして食事や飲水の工夫ができていることです。特に原疾患の治療においては、その疾患の一般的な治療より一歩踏み込んで、誤嚥に焦点を当てて考え直します（Q13、p.46へ）。例えばパーキンソン病であれば、食事時間に薬効が最も発揮されるようにできないか（あるいは薬効が最も高いときに食事をできないか）、慢性呼吸不全であれば、食事時に酸素投与量を増やすことで摂食時の息切れを軽減できないかを、考えます。さらに、疾患を問わず併存しやすいサルコペニアに対する栄養療法や、廃用に対する理学療法も重要です。

　誤嚥性肺炎との関連で薬について考えるとき、薬を新たに導入することで誤嚥を予防できる患者さんより、悪影響をきたし得る薬を減量・中止するこ

とで誤嚥を予防できそうな患者さんのほうが、圧倒的に多い印象があります。薬が増えるほど、相互作用も懸念されます。まずは誤嚥性肺炎の**リスクとなっている薬を減量、中止**できないかを考えるようにしましょう。

　薬にもすがる思いの患者さんやご家族にとっては、薬での予防を提案されると、大きな期待をもたれることでしょう。薬での予防はあくまでも補助的なものであることを、医療者としてよく認識しておくことが大切です。誤嚥性肺炎の予防は非薬物療法が主軸です。こうしたことを前提として、下記のような薬剤を覚えておくと有用な場合があります。

嚥下機能を改善させうる薬

〚 イミダプリル（タナトリル®）、シロスタゾール（プレタール®）〛

　いずれも、サブスタンスP濃度を上昇させることで喉の感覚が向上し、嚥下反射が改善するといわれています[1]。アンジオテンシン変換酵素（ACE）阻害薬は、副作用である乾性咳嗽を利用した姑息的な方法であると考えられがちですが、実はそれだけではないのです。特に脳卒中後の患者さんにおける肺炎の頻度を、イミダプリルの使用で1/3に[2]、シロスタゾールの使用で1/5に[3] 低下させたというエビデンスもあることから、両剤とも脳卒中ガイドラインで「脳卒中における誤嚥性肺炎の予防目的に投与を考慮してもよい（グレードC1）」と明示されています。誤嚥性肺炎を繰り返す患者さんに併存する高血圧症や脳梗塞に対して降圧薬や抗血小板薬を投与する場合には、これらの使用を検討してみてもよいでしょう。

〚 アマンタジン（シンメトレル®）、レボドパ（ドパストン®）〛

　本来はパーキンソン病の治療薬です。アマンタジンはサブスタンスPの分泌調整作用により[4]、またレボドパはやドパミン遊離促進作用により、肺炎を予防する効果が示されています。脳血管障害の患者さんでも、これらにより肺炎の発症が低下したことが示されています[5]。パーキンソン病の診断がつかない場合も、嚥下反射が低下している患者さんにこれらを用いると活気

や食欲，嚥下機能が改善することがあります。ただし、幻覚やせん妄、ミオクローヌスなどの有害事象もあるため、少量から慎重に使うようにします。

〔 β遮断薬 〕

β遮断薬を内服している患者さんではサブスタンスP濃度が高いこと[6]や、肺炎の罹患率が低いことが報告されてきています。まだ新しいデータのため、実臨床への応用は、今後の研究が待たれます。

〔 半夏厚朴湯 〕

サブスタンスPを介して嚥下反射時間を短縮させ、長期療養型病院に入院中の高齢者で、肺炎の発症率低下や食事摂取量改善が報告されています[7]。前述の薬剤ほど適応が狭いものではなく、また去痰作用もあることから、様々な患者さんに応用しやすい薬です。

〔 葉酸 〕

高齢者で葉酸が欠乏すると嚥下機能を低下させ、誤嚥性肺炎の危険因子になります。葉酸欠乏の高齢者に葉酸を補充すると嚥下反射を改善し肺炎の発症率を低下させることが報告されています[8]。

上部消化管逆流を改善させる薬

〔 六君子湯 〕

胃切除後や逆流性食道炎、食道裂孔ヘルニアなどでは、上部消化管逆流のため誤嚥をしやすくなります。これらは咽頭期の嚥下障害のようなむせ込みや飲み込みにくさを伴わないため、気付きにくく、また対応法も異なります。六君子湯は食道下部や胃の蠕動を改善し、胃食道逆流やそれに伴う肺炎など合併症への予防効果が示されています[9]。特に胃切除後で肺炎を繰り返す患者さんでは有用です。食欲も改善し結果的に栄養状態の向上も期待できます。

［ モサプリド（ガスモチン®）］

　上部消化管の蠕動促進作用により、逆流をきたす疾患をもつ患者さんや経管栄養中などに、食前に投与すると有用です。胃瘻のある患者さんで、肺炎の発症率を低下させることが報告されています。食欲の改善も期待できます。

気道感染を予防する薬

［ 肺炎球菌ワクチン、インフルエンザワクチン ］

　ワクチンは特定の微生物に対するものですが、いずれも高齢者肺炎の予防に有用であることが報告されています。肺炎球菌が口腔内に定着していることや、インフルエンザ感染症への罹患により全身状態が低下することで二次性に誤嚥性肺炎を生じやすいためではないかと考えられます。詳しくは**Q44**（p.170へ）をご参照ください。

［ マクロライド系抗菌薬 ］

　エリスロマイシンやクラリスロマイシンは、少量長期投与により、抗菌作用のみならず気道線毛運動の亢進や、胃食道逆流の予防に伴う食欲促進作用があるとされます。肺炎の既往のある高齢者での肺炎予防効果や、びまん性嚥下性細気管支炎への治療効果が示されています[10]。ただし、非結核性抗酸菌症の耐性化を招くため、抗酸菌感染が否定的であることを確認してから導入します。

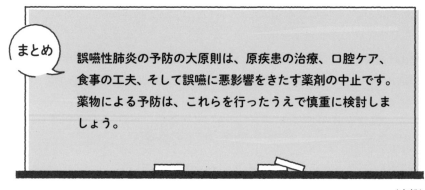

まとめ

誤嚥性肺炎の予防の大原則は、原疾患の治療、口腔ケア、食事の工夫、そして誤嚥に悪影響をきたす薬剤の中止です。薬物による予防は、これらを行ったうえで慎重に検討しましょう。

（吉松）

［参考文献］

1) Ohkubo T, et al. Effects of an angiotensin-converting enzyme inhibitor-based regimen on pneumonia risk. Am J Respir Crit Care Med. 2004; 169: 1041-1045.

2) Arai T, et al. ACE inhibitors and protection against pneumonia in elderly patients with stroke. Neurology. 2005; 64: 573-574.

3) Shinohara Y, et al. Antiplatelet cilostazol is effective in the prevention of pneumonia in ischemic stroke patients in the chronic stage. Cerebrovasc Dis. 2006; 22: 57-60.

4) Nakagawa T, et al. Amantadine and pneumonia. Lancet. 1999; 353: 1157.

5) Yamaya M, et al. Interventions to prevent pneumonia among older adults. J Am Geriatr Soc. 2001; 49: 85-90.

6) Miarons M et al. Increased levels of substance P in patients taking beta-blockers are linked with a protective effect on oropharyngeal dysphagia. Neurogastroenterol Motil. 2018; 30: e13397.

7) Iwasaki K et al. A pilot study of banxia houpu tang, a traditional Chinese medicine, for reducing pneumonia risk in older adults with dementia. J Am Geriatr Soc. 2007; 2035-2040.

8) Ohrui T, et al. Preventive strategies for aspiration pneumonia in elderly disabled persons. Tohoku J Exp Med. 2005; 207: 3-12.

9) Gunji S, et al. Effects of rikkunshito, a kampo medicine, on quality of life after proximal gastrectomy. J Surg Res. 2013; 185: 575-580.

10) Miyashita, et al. Importance of prevention in pneumonia in elderly － attempted use of macrolide therapy. Jpn J Antibiot. 2016; 69: 349-355.

胃瘻やCVポート、
誤嚥防止術の適応は？

口から食べられないとき、胃瘻やCV（中心静脈）ポートはどのような患者さんに勧めていますか。誤嚥防止術も、受けた患者さんをみたことがなくて、どういう症例で考えるのかがわかりません。 　　　　　（7年目総合診療医）

　経口摂取ができないときに経鼻胃管やCVカテーテルは代替法として使いやすいですが、手術となると、適応に悩みます。特に急性期病院では患者さんの経過を長期的にみることがかなわず、早めの方針決定が求められる場合が多く、なおさら難しい判断になりますね。

まず知っておきたいガイドラインの推奨

　米国静脈経腸栄養学会のガイドライン[1]では、経口摂取が行えないときは経腸栄養が第一選択で、4週間以上摂取できない場合は胃瘻が推奨されています。経腸栄養を行えない場合には経静脈栄養（4週以上続くことが予想される場合には中心静脈栄養）の適応となります。日本でもこの基準が踏襲されています。気を付けたいのは、栄養療法を考えるうえでは栄養状態だけでなく患者さん全体をみる必要がある点です。特に誤嚥性肺炎の患者さんでは栄養療法のみでは改善しない段階のこともあり、**予後やQOLへの配慮**も重要です。日本老年医学会のガイドラインを一度は読むようにしましょう[2]。

胃瘻の考え方

実臨床では、十分な経口摂取が4週間以上できない患者さん全員に胃瘻を推奨するわけではありません。例えば経鼻栄養が問題なく投与できていて、2か月で経口摂取が確立する見込みがあれば、そのまま経鼻栄養を継続するでしょう。あるいは、食べられないと思っていても、専門家の診察や精査を受ければ経口摂取の方法がみつかることもあります。実際に近年、胃瘻造設に先立ち嚥下造影や嚥下内視鏡による評価を行うことが推奨されており、これらを行ったかどうかが、胃瘻造設時の保険点数にも関与します。また、経鼻胃管の長期的な留置による苦痛が問題ならば、栄養剤を注入するときだけチューブを経口挿入する間欠的口腔食道経管栄養法（OE法）も選択肢です。経食道投与であれば栄養剤を10分ほどで投与できるため、食事以外の時間のQOLが保たれます。このように、**胃瘻よりも侵襲の少ない選択肢で乗り切れる可能性を、十分に探る**必要があります。

逆に、胃瘻を造設しても、望む効果が得られないこともあります。高度の認知症や進行性の疾患がある場合には、栄養量が充足されてもQOLが改善するとは限りません。栄養療法により生命予後が延長することはありますが、唾液誤嚥や胃食道逆流による誤嚥のため、誤嚥性肺炎の頻度が減らず、苦痛を増やしてしまうかもしれません。嘔吐により重度の誤嚥性肺炎を生じることもあります。米国老年医学会ではChoosing wisely® のキャンペーンの一環として、進行期認知症患者に経管栄養を推奨しないという提言を出しています。日本では、75歳以上で胃瘻、経鼻胃管、中心静脈栄養を開始した症例では、2年以内の死亡率が胃瘻の群で有意に低かったことが示されました[3]。

医学的には、内視鏡が行えない場合、胃壁が腹壁に近接できない（間に腸管や肝臓が位置する）場合、重度の出血傾向がある場合は禁忌です。全身状態や生命予後の観点からも客観的に評価します。

重度の嚥下障害があるものの、全身状態が比較的保たれており、栄養が充足されれば訓練や生活がしやすくなる場合はよい適応です。胃瘻にすれば寝たきりになる、経口摂取ができない、閉鎖できないといった誤解が多いのも

現状です。胃瘻のほうが退院しやすくなる、嚥下機能に応じたものを経口摂取することもできる、もし嚥下機能が回復すれば閉鎖もできるなど、状況に応じて、**前向きな情報も伝えましょう。**

中心静脈ポートの考え方

経口摂取が不十分で、消化管も使えない場合は、経静脈栄養を考えます。通常のCVカテーテルは頻繁な入れ替えが必要であり、そのたびに出血や気胸のリスクを伴います。長期留置による血流感染のリスクや、入院を余儀なくされることも難点です。より長期的に留置できるCVポートは、留置時に手術が必要ですが、以後は感染がなければ長期にわたり、在宅でも栄養療法が続けられます。最近ではPICC（末梢挿入型中心静脈カテーテル）も、在宅も含めて幅広く活用されています。通常のカテーテルより安全に挿入できて長期留置でき、ポートより侵襲が少なく、不要になれば抜去もしやすいのです。在宅での管理を検討している場合は、最善の選択肢を、**訪問診療医や訪問看護師とも相談**をするとよいかもしれません。

誤嚥防止術の考え方

誤嚥防止術は、誤嚥を完全に防止する唯一の手段です。声帯や喉頭を閉鎖あるいは摘出し、口腔内から気道への流れを物理的に遮断します。何をしても改善しない重度の誤嚥で困っている場合に、救いの手となることがあります。苦しい痰絡みから解放されて呼吸が楽になり、肺炎を起こさなくなると、栄養療法の効果も出やすく、身体機能の改善も期待されます。頻繁な喀痰吸引が不要になり、自宅や施設へ帰ることや、場合によっては経口摂取も可能になります。

しかし、基本的に不可逆的であり、生涯、声を失うことになります。患者さんにもともと備わる発声機能を、医療の手で絶つことの重みは計り知れません。声は大切なコミュニケーション手段であり、感情表出の手段です。後

天的に声を失って新たな方法を習得するのは、容易ではないでしょう。さらに、**誤嚥防止術が必ずしも経口摂取を可能にするわけではない**ことも、十分に共有する必要があります。食べられない理由が誤嚥だけであるならば、誤嚥防止術を行えば、安全に食べられるようになるでしょう。しかしほとんどの場合、基礎疾患に伴う食欲や口腔機能、咽頭収縮力、消化管機能などの低下も伴うため、誤嚥がなくなっても、十分に摂取できるとは限りません。患者さんの病態を多面的にとらえて、問題点を見極めましょう。

　術式によっては、術後の専門的なケアや訓練、気管カニューレの管理が前提とされるものもあります。厳しい訓練に患者さんが取り組めるかどうか、近隣の医療機関で専門的な訓練を行えるかどうかも、術式の選択において重要です。嚥下機能だけでなく、環境や患者さんの認知機能、意欲、全身状態を含めて総合的に判断します。

　手術が行われるのは、多職種や専門家による評価と話し合いの結果、やはり不可逆的で重度の誤嚥があり、薬物療法や訓練、代償法などのより侵襲の低い方法では改善が得られず、その患者さんに妥当と考えられる術式があり、なおかつ倫理カンファレンスで患者さんやご家族も含めた総意として誤嚥防止術を選択された場合です。

大前提は本人の意思

　こうした処置は、適応を満たしても、選択はあくまでも患者さん本人の意思次第です。患者さんが納得のいく意思決定を行えるよう、面談での説明はもちろん、日頃の支持的な関わりが大切です。誤嚥性肺炎の病状を説明する相手は、ご家族が中心になりがちです。病状が悪い入院時は、致し方ないこともありますが、主役である患者さんを抜きにして、意思決定は進められません。医療者は経過や検査所見を日々みていて、またこれまでみてきた患者さんや文献の情報も踏まえて、自然に状況を受け入れて選択肢を吟味します。しかし、患者さんは非常に断片的な情報から決断を迫られます。普段からこまめに状況を共有し、大切なことはとことん話し合いましょう。患者さんが

明確な意思表示をすることが難しくても、日頃みせる表情やこれまでの価値観、人生観から、患者さんが願うであろう選択ができるよう、チーム一丸となりましょう。

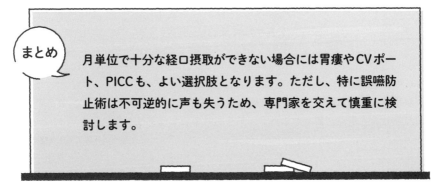

まとめ 月単位で十分な経口摂取ができない場合には胃瘻やCVポート、PICCも、よい選択肢となります。ただし、特に誤嚥防止術は不可逆的に声も失うため、専門家を交えて慎重に検討します。

(吉松)

［参考文献］

1）Taylor BE, et al. Guidelines for the provision and assessment of nutrition support therapy in the adult critically ill patient: Society of critical care medicine (SCCM) and American society for parenteral and enteral nutrition (A.S.P.E.N.). Crit Care Med. 2016; 44: 390-438.

2）日本老年医学会. 高齢者ケアの意思決定プロセスに関するガイドライン. 人工的水分・栄養補給の導入を中心として. 2012.
https://www.jpn-geriat-soc.or.jp/proposal/pdf/jgs_ahn_gl_2012.pdf

3）Tsugihashi Y, et al. Long-term prognosis of enteral feeding and parenteral nutrition in a population aged 75 years and older: A population-based cohort study. BMC Geriatrics. 2021; 21: 80.

Q35

入院中の面談で
気を付けることは？

誤嚥性肺炎の治療中や退院時に面談するとき、伝えることが多くて、まとまりません。重点を置くところや、気を付けることはありますか？

（3年目消化器内科専攻医）

　誤嚥性肺炎は、患者さん本人はもちろん、ご家族や介護者にも長期的に関わっていただく疾患です。病状をよく理解してもらい、今後受ける医療についての希望を話してもらう必要があります。入院中にできるだけ、丁寧にコミュニケーションをとるようにしましょう。

段階を踏んで

　入院初期の面談では、情報共有を目指しましょう。病歴聴取の項（Q11、p.36へ）で触れたように直近の症状変化だけではなく、今までの生活・食事の状況を含めて把握できるようにします。そしてこちらからは誤嚥性肺炎とはどういう疾患かについて丁寧に説明しましょう。また、現在の介護保険の状況も確認しましょう。

　入院中期には誤嚥性肺炎の治療経過を共有しましょう。改善傾向である場合は退院の目途とともに退院後に必要な環境調整も進めていきます。逆に改善が乏しい場合や、再発を起こしているような状況であれば、その状況説明とともに、状態悪化時の対応についてや、自宅や施設への退院が難しい可能性をお伝えすることも必要です。

入院後期（退院前）には、主に退院後に行ってほしいこと、注意してほしいことなどについてお話しします。入院中に行った評価や今後の対策を説明します。退院して自宅に戻る場合には、入院中の食事場面に実際に同席して、食事内容や食事時の姿勢など、習得してもらうことも相談します。退院後のワクチン接種や悪化時の対応についても、説明が必要です。熱心なご家族に予防策を伝えたあと、肺炎が再発してしまうと「自分のせいだ」あるいは「介護者のせいだ」と誤解されることがあります。再発するときは、どうしても再発してしまいます。「なるべく再発を減らす方法です」と前置きして、予防策を伝えるようにします。

退院後の生き方を考える

　入院中の面談においては、大きな流れとして退院後の生き方についても話をしていくことが大切です。生き方には、私たちが焦点を当てがちな医療も含みますが、加えて、**食べること、生活する場所、大切にしたいことも含めた、全人的なとらえ方**が重要になります。

　医療においては、退院後に再度、状態が悪化したときにどう対応したいかを具体的に話をしていきましょう。心肺停止時に心肺蘇生術（胸骨圧迫・気管挿管）を行うかどうか、いわゆるDNARの確認は必要ですが、併せて、呼吸不全が重篤となった際に気管挿管・人工呼吸管理を行うかどうかも確認するようにしましょう。食事が難しくなってしまったときに胃瘻栄養を希望するか（Q34、p.133へ）や、なるべく在宅医療を目指すのもしくは施設入所などを考えていくのか、など大きな決定に関わることは、まだそういう状況となる前段階から話をしておくことで、状態悪化時の意思決定につながります。また、より終末期と考えられる経過のときには、次に肺炎を生じた場合に、静脈点滴を行わない、抗菌薬投与を行わないなどの対応について話すことも考えます。

　ただし、こういった一つ一つの医療行為について、今後受けたいかどうかをただチェックしていくのではなく、患者さんご本人の人生観をとらえて、

それに沿うのはどういった医療になるのかを多職種で検討するようにします。**退院後の人生において大事にしていること、楽しみにしていること**にも触れていくようにしましょう。医療における介入や意思決定というのは、患者さんの人生を大きく変えてしまうこともあります。医療者側から一方的に説明・意思決定を求めてしまうと、患者さんやご家族は考えを話しにくくなることもあります。医療者側から積極的に声をかけ、抱えている希望や悩み、不安を拾い上げていくことが必要です。

　誤嚥性肺炎での入院をきっかけにして、ご本人とご家族が決めた生き方をなるべくサポートする形で、一緒に考えていくことができたら理想的ですね。

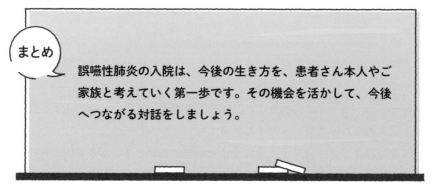

まとめ　誤嚥性肺炎の入院は、今後の生き方を、患者さん本人やご家族と考えていく第一歩です。その機会を活かして、今後へつながる対話をしましょう。

（山入）

算定できる加算は？

誤嚥性肺炎の患者さんは、他疾患より時間と人手をかけた看護が必要な場合が多く、入院期間も長引きやすいです。看護師の頑張りを評価するために、算定できる加算はありませんか。 (呼吸器病棟看護師長)

誤嚥性肺炎の診療では、病棟がひときわ多くのケアを担います。加算がつくと実績や励みになり、実際に人員増加につながった例もあるようです。

摂食機能療法

摂食嚥下障害のある患者さんに、医師や歯科医師の評価に基づく個別の計画に沿った訓練を行うと、算定できます。この加算の特徴は、多職種が担えることと、3か月までは毎日185点（30分未満なら1日130点）算定できることです。例えば脳梗塞後遺症による嚥下障害があり、交互嚥下や複数回嚥下が有効な患者さんに、これらを促しながら食事を介助することは、嚥下の直接訓練に値します。食前の口腔ケアや嚥下体操などの間接訓練も合わせると合計30分はかかるので、看護師で毎日185点、算定できます。2週間の入院なら、これまで通りのケアをきちんと計画書に基づいて行うだけで、25,000円も収益が得られます。ただし、対象となるのは脳卒中などの後遺症による嚥下障害や嚥下造影や嚥下内視鏡で異常を認めた患者さんで、摂食機能療法の有用性が医学的に期待される方です。詳しくは、厚生労働省のホームページ（https://www.mhlw.go.jp/content/12400000/000603981.pdf#page=395）をご確認ください。

摂食嚥下支援加算

多職種チームで診療にあたると毎週200点が算定できます。チーム医療の重要性が見直され、適応が拡大されています。算定要件は下記の通りです。

厚生労働大臣が定める施設基準に適合しているものとして地方厚生局長等に届け出た保険医療機関において、当該保険医療機関の保険医、看護師、言語聴覚士、薬剤師、管理栄養士等が共同して、摂食機能又は嚥下機能の回復のために必要な指導管理を行った場合に、摂食嚥下支援加算として、週1回に限り200点を所定点数に加算する

周術期等口腔機能管理料

周術期には全身麻酔や気管挿管、長期臥床に伴い誤嚥性肺炎が増えます。歯科医療との連携を推進するための本制度では、手術に際して歯科に評価や介入を依頼した際に算定できます。さらに、放射線治療や化学療法、脳卒中も肺炎のリスクであることが認められ、こうした内科的治療においても手順を踏めば算定が可能になりました。歯科と協力し肺炎予防に努めましょう。

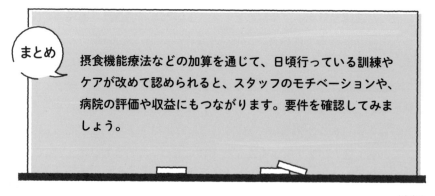

まとめ

摂食機能療法などの加算を通じて、日頃行っている訓練やケアが改めて認められると、スタッフのモチベーションや、病院の評価や収益にもつながります。要件を確認してみましょう。

（吉松）

退院に向けて（退院支援・地域連携編）

「入院の目的は退院すること」ともいわれます。自宅や施設へ帰れるのか、転院が必要なのか。簡単ではないこの判断を、日頃どのように下しているでしょうか。急性期病院での病棟業務をしているだけではなかなかみえてこない慢性期病棟、診療所、訪問看護、介護者の視点も、退院を考えるうえで重要です。退院や訪問診療といった決定事項を伝達するだけでなく、これらを決めていく過程でも、適切な情報共有と相談ができれば、より患者さんやご家族の望む、安心した生活へつなげられることでしょう。

退院がみえてきたら、しておきたいこと

	チェックリスト	関連項目
退院先の決定	□退院先を決める	**Q37**、Q38
	□面談	**Q37**、**Q38**、Q40
地域連携	□転院先との連携	**Q38**、Q39
	□診療情報提供書	**Q39**
	□退院前カンファレンス	**Q39**、Q40
	□退院時指導	**Q40**、Q41、Q43
	□介護サービス	**Q41**
	□外来診療、かかりつけ医	**Q42**
再発予防	□嚥下評価、訓練	**Q43**
	□ワクチン	**Q44**

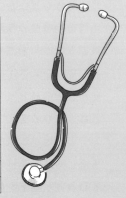

退院か、転院か？

誤嚥性肺炎の患者さんが退院したがっても、体力や認知機能が低下してしまって、連れて帰れないとご家族にいわれることがあります。退院か転院かは、何を基準に決めるのですか。 （3年目総合内科専攻医）

　肺炎が治っても、もとの生活に戻れないのが、誤嚥性肺炎の悩ましいところです。身体的な要素はもちろんのこと、患者さんの希望、ご家族の意向、その地域の医療・介護の状況も考慮する必要があります。

転院先をもっと知ろう

　退院の話を持ち出すときには、**提示できる選択肢をよく知っておく**必要があります。「家に帰れるように転院してリハビリをしましょう」という言葉をよく耳にしますが、どこへの転院でしょうか。

　肺炎治療後の転院は、療養型病床になることが多いです。リハビリは週に数回となり、看護師の人数も急性期の1/2〜1/3になるため、誤嚥のリスクが高い患者さんに無理をして食べさせることが難しくなります。無理のない範囲でリハビリをしながら、自宅へ帰れるか、施設入所が必要かを検討することになるでしょう。

　一方、地域包括ケア病床は、急性期の治療を終えた患者さんの退院を支援するために、リハビリや各種調整を積極的に行うことを目的としています。60日以内に自宅や施設へ退院することが義務付けられており、リハビリの単

位数も必然的に多くなります。

　回復期リハビリテーション病棟は、さらに積極的なリハビリを行いたい術後や脳卒中後の患者さんには適しています。一方、体力が低下した高齢の患者さんには、かえって負担かもしれません。リハビリの単位数だけで比較して回復期病棟を希望されるご家族によく出会いますが、「まるで1日中、体育の授業が続くような形です。お父さまの今の体力ではかえって負担かもしれません」などとお伝えすることもあります。

　転院であればどこも輸液、吸引などの医療行為は行えますが、目標やリハビリの内容が変わってきます。患者さんにとっての最善をよく考えることで転院してからの困惑を避け、地域の医療資源をできるだけ適切に活用するためにも、**ソーシャルワーカーともよく相談**しましょう。

退院先をもっと知ろう

　退院の場合は、医療行為が限定されるのは想像できると思います。しかし、中でも忘れやすいのは、**吸引**です。担当患者さんが、1日に何回吸引をしてもらっているか、把握していますか。それは必要不可欠な吸引ですか、あるいは自己排痰でも喀出できるのでしょうか。退院して自宅に戻れば（吸引器を準備し、ご家族に吸引指導をするか、日に何度も訪問看護師を依頼しない限りは）、吸引はできません。施設でも吸引をできるところは限られています。できたとしても看護師がいる日中のみ、食後の定期的な吸引のみというところがほとんどです。退院がみえてきたら、吸引の必要性を見極めるために、吸引した時間とそのときの状況の記録を看護師に依頼し、吸引を極力控えていくようにします。また、痰自体を減らせるように、口腔ケアの強化や去痰薬の使用を考え（**Q18**、p.68へ）、呼吸リハビリでの排痰訓練をPTに相談するのもよいでしょう（**Q19**、p.73へ）。

　酸素投与が必要なら、**在宅酸素療法**の手配や指導が必要です。施設でも、酸素に関しては患者さんの自己管理を求められることがあるため、早めに施設に確認し、一連の動作を一人ですべて行えるかを検討します。また、日頃

看護師が何気なくやっている**食事介助**、**とろみ水の準備**、**口腔ケア**、**おむつ交換**、**ポータブルトイレの処理**、**体位変換**、**褥瘡の処置**、**移乗動作**などは、施設やご家族で対応できるでしょうか。

さらに、入院中に安全に摂取できている**食形態**を退院後も継続することは重要です。最近では施設もいろいろな食形態に対応しており、宅配食や市販品も増えてきています。ただ、病院で提供しているものと全く同じとは限らないため、事前に確認しましょう。例えば「やわらか食」が施設では提供できない場合には、軟菜食を食べられるかどうかを入院中から試し、訓練をするか、あるいはミキサー食にレベルを落とすかなど検討します。ご家族に調理してもらう場合には、指導にも時間が必要です（**Q40**、p.155へ）。

最も大切にしたい、患者さんの希望

そもそも患者さん本人は、どうしたいと思っているのでしょうか。家に帰りたいといわれる方が多いですが、その真意を聞くことが大切です。どのような形でもいいから家に帰りたいと思っているのであれば、介護者の理解が得られれば、自宅退院に向けて必要な介護用品や訪問看護などを手配することも一つです。しかし、患者さんによっては「家に帰れば元通り歩いたり、形のある食事をとれたりできるようになる」と信じている方も多いものです。実際に自宅に帰ることが原動力となり、リハビリにより熱心に取り組めたり、退院後に見違えるほど元気になられる方もいます。一方で、退院後もやはり歩行や食事がままならず、看護師が訪問する生活となれば、気分を害してしまうかもしれません。家に帰りたいかどうかだけではなく、帰ってどのようなことをしたいのか、じっくり聞いてみましょう。

ないがしろにしたくない、ご家族の意向

患者さんが自宅退院を希望して医療者側も可能と判断し、ご家族の気持ちが置いていかれてしまうことがあります。時に患者さんには伝えにくい想い

を抱えていることもあるため、ご家族の気持ちをじっくり伺う場を設けましょう。食事介助や身の回りの介護は病院で少しずつ指導もできます。外泊をして慣れていくのもよいでしょう。また、退院後も訪問看護師に相談できるということをお伝えすると安心されることがあります。病棟の看護師や理学療法士、言語聴覚士、栄養士とも協力し、ご家族を全力でサポートしましょう。準備に時間をかけたほうがよさそうであれば、転院というワンクッションを挟むことも選択肢です。

　いずれにせよ退院や転院は、主治医が決めることではなく、多職種と患者さん、ご家族とで話し合いながら答えが自然とみえてくるものという気がしています。

まとめ

退院がみえてきたら、早めにソーシャルワーカーと相談します。このとき、吸引や酸素、食事、排泄、リハビリの状況などを把握しておき、患者さんやご家族の意向を伺いながら検討しましょう。

（吉松）

Q 38

転院が不安といわれたら？

誤嚥性肺炎の治療後は転院することも多いですが、転院時に注意したほうが
よいことはありますか？　本人やご家族から、転院するのが不安だといわれ
ることがありますが、どのように対応すればよいでしょうか。

（4年目呼吸器内科専攻医）

　急性期病院では、入院期間の短縮が医療制度上で求められており、退院で
きない場合には転院を急ぐ気持ちがあります。しかし、本来は転院をするこ
とは、病院側の事情ではなく、患者さんのためであるはずです。このことを
思い出し、誠実にお話しするようにしましょう。また、急性期病院での役割
をきちんと果たすことと、密な情報共有を行うこと、そしてそれを本人やご
家族に伝えることが安心につながります。

急性期病院としての役割を果たす

　転院の是非を話し合うにはまず、自院でしかできないことや、他院でも継
続できること、自院ではできないが他院でできることなど、病院間の違いを
意識してみましょう。
　急性期病院の役割は、誤嚥性肺炎の**急性期治療をしっかりと方向性づける**
ことです。各種の検査結果を踏まえた抗菌薬の選択や投与期間の検討、誤嚥
の原因精査についても、人的資源・検査機器が充実している急性期病院で担
います（**Q12**、p.40へ）。さらに、意思決定支援も、多数の専門家がそろう急性
期病院で、ある程度進めておきたいことです。

逆に、抗菌薬治療や酸素投与などは、慢性期病院でも十分に担えることです。肺炎が再燃した際の検査や治療も同様です。さらに、生活を意識した食形態やリハビリ、社会的側面を、じっくりと**時間をかけて丁寧に調整し、地域のスタッフとも密に連携できる**のは、慢性期病院の強みといえるでしょう。

まずは急性期病院の医療者としてこういった特徴を理解したうえで、**急性期病院での役割を十分果たし、それを具体的に説明できる**ことが、転院に対するご本人・ご家族の不安に対応する前提条件になります。

不安の原因を探る

転院について説明するときは、前向きな意味合いで行うようにしましょう。急性期病院としての役割を十分行っていること、情報や方針は転院先と共有することをお伝えします。そして、現在の病状は安定期であり、食事などの生活面の調整や継続したリハビリテーションが必要なことを説明しましょう。

丁寧に説明しても、転院に対して拒否的な気持ちを伝えられることもあります。その気持ちにはまずしっかり耳を傾けることが重要です。そして、**転院への不安がどこから生まれてくるのか**を聞き出すようにしましょう。

不安の原因が、ご家族の経験や伝聞による誤った情報によるものも割と多く経験します。「肺炎を繰り返したら治療してもらえないのでは？」、「もうこの病院に戻ってくることはないのでは？」など不安に思われていることもあります。必要な治療が行われることや、転院先で対応困難な病態のときは再度受診・転院についても相談できることもお伝えします。また、自宅に帰ってこれなくなるのではという不安の場合は、改めて本当に退院ではなく転院が必要かどうかについて話し合うきっかけになります。

転院調整では、うまくコミュニケーションをとれずに苦戦してしまうこともあります。主治医・看護師・ソーシャルワーカーが協力し、できれば同席している状況で、今後の療養先についてお話ししていくようにしましょう。

> **まとめ**
>
> 誤嚥性肺炎の治療は長期戦です。急性期病院での役割を果たしたうえで、転院先を含めた地域全体で治療を継続できるよう、適切な情報共有を心がけましょう。

（山入）

診療情報提供書の
書き方は？

誤嚥性肺炎の患者さんは経過が複雑で、診療情報提供書をうまく書けません。いつも指導医に大幅に修正されてしまいます。嚥下に関して、どのように書くとよいのでしょうか。　　　　　　　　　　　　　　　　（3年目内科専攻医）

　誤嚥性肺炎の診療は、急性期病院で完結するものではありません。主治医のバトンを地域の医療機関へしっかりつなぐために、診療情報提供書や退院前カンファレンスの質が問われます。地域連携の要点を押さえましょう。

苦労した事柄が、相手の求める情報とは限らない

　診療情報提供書で現状をしっかり伝えようとして、日々の検査所見や輸液の調整が詳細に書かれていることがあります。とりわけ、こちらが苦労したことに重点を置きがちです。しかし、退院後に診療する側の立場に立つと、CRP値の推移、せん妄時の言動や薬物調整は、必須の情報ではありません。誤嚥性肺炎の診療情報提供書には書きたい内容が多いため、優先度の低いことは省くのも、忙しい診療の合間に読んでくださる先方に対しての配慮となります。よかれと思って書いたことが、重要なことを読み飛ばしてしまう原因になっていないでしょうか。診療情報提供書を書き終わったら、相手の視点で（外来や在宅で診療していくことを想定して）読み直してみてください。

書き忘れやすい、大切なこと

入院中の経過で意外と書き忘れやすいのは、カルテのSOAPでいう「**A：Assessment**」の部分です。例えば、「発熱と咳のため受診し（S）、白血球増多と右下肺野の浸潤影を認めたため（O）、セフトリアキソンで治療しました（P）」のような記載をよくみかけます。主治医は脳内で理解している経過ですが、文字だけで情報を得る相手にとっては、診断名や、なぜその診断を考えたのか、なぜその治療を選択したのか、という情報も必要です。前述のOとPの間に、次のように太字部分を追記するとよいかもしれません。

発熱と咳のため受診し、白血球増多と右下肺野の浸潤影を認め、**口腔内が不衛生で、排痰も難しい状況から、誤嚥性肺炎と診断しました。少ない点滴回数でせん妄を回避するべく、**セフトリアキソンで治療しました。

次に抜け落ちやすいのが、リハビリや栄養、口腔ケアなどの**非薬物治療**です。医師が直接行うわけではなくても、退院後の生活に大きく関わることです。他職種にも相談し、何に重点を置いて診療したのかを記載しましょう。さらに、入院後は誤嚥の原因となる薬物を減量・中止したり、新たな薬剤を導入したりします。理由とともに明確に伝えないと、退院後に再び、もとの処方に戻ってしまいます。筆者は、文中に書くととともに、末尾の退院時処方欄に下記のように記載することで、一目でわかるよう心がけています。

【中止】（再開は慎重にご検討ください）
・ドグマチール50mg 3錠分3（パーキンソニズムのため）
【新規導入】（貴院で処方の継続をお願いします）
・半夏厚朴湯2.5g 3包分3 毎食前（誤嚥予防のため）
【継続】（貴院で引き続き処方をお願いします）
・バイアスピリン1錠分1朝食後

さらに、最も書き忘れやすいのが**面談や生活面**です。病状説明の内容や患者さん・ご家族の理解度、介護への協力体制、今後の生活や治療への意向などは、主治医を引き受ける側にとって重要です。転院する際には、その目的

や、転院後の方向性に関して現段階での考えも、記載します。

誤嚥性肺炎の診療情報提供書チェックリスト

情報提供の難しさは誤嚥性肺炎に限ったことではありません。高齢者の診療の場が変わるときは、多くの重要な情報が抜け落ちてしまうため、診療情報提供のチェックリストがあります[1]。これをもとに、誤嚥性肺炎版（**表10**）を作成しました。活用してみてください。

表10　誤嚥性肺炎の診療情報提供書に記載することチェックリスト

	記載すること	注意点
診療の経過	受診契機	患者、家族の病識が伝わるように
	診察・検査所見	重要なものに絞る（データを添付）
	診断名	誤嚥性肺炎かどうか、誤嚥の原因も
	簡単な経過	退院後の診療に影響することに絞る
嚥下機能	評価の結果	できれば画像も添付
	障害の原因	原因に対する対処法も
	訓練内容	特に退院後も継続すること
	予後	機能が改善／増悪する見通し
食事	食形態、理由	学会分類で記載（主食、副食ともに）
	水分の形態	とろみの有無、程度
	摂取方法	体幹角度、介助の有無、注意点
	退院後の調整	食事形態の上げ下げの目安、注意点
退院時の状況	身体機能	歩行、排泄、保清などの日常生活動作
	認知機能	せん妄、問題行動、その対処法も
処方	退院時処方	剤形、用法、用量も
	薬剤変更、理由	増量、減量、導入、中止したものと理由
社会的状況	退院先、理由	転院の場合はその次の方向性
	介護保険、障害者手帳	申請状況、区分、利用するサービス
意思決定支援	患者の理解度	病状説明とその受け止め方
	家族の理解度	家族構成、関係性、住んでいる地域も
	患者、家族の意向	非経口栄養や病状悪化時の対応など
	介入の依頼	意思決定ができていない場合など
退院後の受診	受診予定先	目的、受診日
	ワクチン	接種状況、退院後の接種の必要性
	想定される症状	対処法、紹介や入院の目安

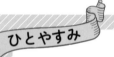

まとめ 誤嚥性肺炎の診療情報提供書や退院前カンファレンスでは、診断やその根拠、薬物調整、非薬物治療、社会生活面に関して伝えることも重要です。チェックリストを活用してください。

(吉松)

［参考文献］
1）Halasyamani L, et al. Transition of care for hospitalized elderly patients － development of a discharge checklist for hospitalists. J Hosp Med. 2006; 1: 354-360.

ひとやすみ

簡単で美味しい栄養剤の工夫

　嚥下食を自宅で作り続けることは容易ではありません。とはいえ、宅配食は金銭的に負担となり、エンシュア® など薬価収載された栄養剤は甘さが強くて続けにくいものです。コーヒーや牛乳と混ぜると甘味は軽減しますが、量が増えてしまって全量摂取するのが難しくなり、またエンシュア® 特有の自然なとろみも薄まってしまいます。生活で続けていく視点に立つと、安易な提案は困難です。そこで、エンシュア® を飲みやすくする工夫としてよくお勧めしているのが、インスタントコーヒーの粉末を混ぜることです。薄めずに、甘みを軽減できます。粉末状の紅茶や緑茶、すりごまを入れるのも、お勧めです。これなら一人暮らしの方や、老老介護をされている方も活用できます。最近ではメーカーのホームページのほか、誰でもレシピを投稿できるサイトにも、栄養剤を使ったレシピが数多く紹介されているので、一度調べてみてください。（吉松）

Q40

退院時の食事指導は？

退院時に、とろみ水や嚥下食について、どうやって指導をしたらよいでしょうか。糖尿病などと違って、決まった指導方法や資料もなく、説明の仕方がわかりません。 (6年目在宅医)

　誤嚥性肺炎の患者さんへの食事指導は、糖尿病や腎疾患ほど定まっておらず、指導する相手がご高齢のことも多く、何かと難しいですね。伝えたいことはたくさんあっても、一度に覚えられることは限られています。**継続性の期待できる実用的な指導**を心がけましょう。

指導内容には優先順位をつけて、柔軟に組み立てる

　誤嚥性肺炎の患者さんが退院するとき、口腔ケアやリハビリなど、続けざまに指導がなされます。食事の指導は重要ですが、聞き慣れない細かい情報で介護者の気が滅入らないよう配慮が必要です。制限が多いと患者さんも嫌になってしまい、大事なことを守れなくなります。重要なことが印象に残るよう、要点を絞りましょう。

　例えば誤嚥や窒息のリスクが高い場合には、生命に直結するため、これらをどのように防ぐかが最も重要です。危険性の高い食材を避け、必要に応じて水分にとろみをつけることも指導します。一方、嚥下の安全性は保たれているものの、食の効率性が悪い場合は、対応が異なります。咀嚼が困難、残留が多い、食事時間が長くて疲労しやすい場合などです。咀嚼を要さず嚥下

しやすい食形態や調理法、小分けにとる工夫、少量でも栄養価の高い食品選びに的を絞りましょう。

　こうして**課題とその優先順位を明らかにする**ことが、指導の第一歩です。指導を他職種に依頼する際、何に重点を置くのか、退院後はどのような生活になるのかも伝えます。指導は管理栄養士、言語聴覚士、看護師、主治医など多職種が関わります。誰がどの指導を担当するのかを早めに確認しましょう。また、医療者側が一方的に指導するより、患者さんやご家族と話し合う中で、取り入れやすいことや、どうしてもできそうにないことを見極め、**指導内容を一緒に組み立てていけると、理想的**です。

入院中の指導のひと工夫

　主介護者だけでなく、他のご家族がいる場合は一緒に聞いてもらうようにします。一人では覚えきれなくても、退院後に相談できる家族がいると心強いものです。また、「家にあるこの調理器具を活用できそう」、「土日は私が手伝おう」、「嚥下食を無理して調理せず、宅配食を孫にインターネットで注文してもらおう」などと、介護負担が偏らないような対策も生まれやすくなります。さらに、退院後に関わる医療・介護職にも同席してもらうと、なお安心です。ケアマネージャーや訪問看護師は嚥下食にも馴染みがあるため、対応策が浮かびやすく、退院後も継続して支援をしてくれることでしょう。筆者は、退院が決まれば、栄養指導の日時も含めてケアマネージャーと相談するようにしています。同席が難しくても、指導に用いた資料を共有します。

　指導内容が理解しやすくなるよう、その場で記載することもありますが、食品業者や製薬会社が作成している資料は比較的わかりやすくまとめてあるので、取り寄せておくと便利です。また、実際に調理をしてもらうと理解度が格段に上がります。とろみ水はその場で作ってもらい、混ぜ方や濃度調整、ダマを作らないようにする工夫などを経験してもらいます。食事は自宅で作って持参してもらうと、適切かどうか確認でき、必要があれば指導もできるでしょう。

退院後につながっていく指導の工夫

入院中の指導がすべてではありません。退院後にも繰り返し確認し、入院中に伝えられなかったことの追加指導、生活の中での実践的な関わり、退院後に浮かび上がった問題への対応も大切です。

もし同じ病院の外来へ通院するなら、通院時に合わせて、栄養指導をしてもらうとよいでしょう。地域の医療機関に引き継げるかをケアマネージャーやかかりつけ医に相談するのもよいでしょう。また、入院中に担当した言語聴覚士や看護師が自宅を訪問する「退院時訪問」という方法もあります。口頭で指導しても伝わりづらいことも、自宅の台所でご家族に実際に調理してもらいながら食材の切り方や水分量の微調整を実践すると、生活に即しており継続性が期待できます。退院時訪問は、理学療法士が自宅内での動作を確認したり、看護師が在宅酸素療法の指導をしたりしている印象ですが、嚥下の分野でも大変有用です。訪問の際にケアマネージャーや訪問看護師にも同席してもらうと、さらに効果的な情報共有が行えます。

市販品の活用

嚥下食はすべて素材から作る必要はありません。市販の介護用食品の利用も提案します。宅配食は便利ですが、金銭的な負担にもなるため、例えばお粥は家で作っておかずは宅配食を利用する、冷凍のおかずをまとめて宅配する業者を利用する、レトルト食品をまとめて購入するなど臨機応変に対応します。ドラッグストアやインターネットでも購入できますが、カタログだと1冊で多数のメーカーの似た製品を比較でき、ネット通販に慣れていない方にも親しみやすいです。介護者の対応が難しい場合はケアマネージャーが手配してくれることもあります。

また、とろみ粉ではなく似たような性質をもつ食品を用いると、味わいも保たれて継続しやすくなります。例えばマヨネーズや油分の多いドレッシングで和えると、食材がまとまりやすく、摂取カロリーも増やせます。練りご

ま、味噌、山芋とろろ、きざみオクラ、納豆なども、自然な粘り気で食塊が
まとまりやすくなります。ホワイトソース、あんかけ、卵かけご飯も喉ごし
をよくして、栄養も摂取できる方法です。負担を増やすことなく美味しく安
全な食事が続けられるような指導を考えましょう。

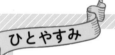

まとめ　指導内容の優先度を多職種で共有し、担当者と指導相手を
検討します。ケアマネージャーや訪問看護師とも退院前か
ら連携し、指導内容が実生活でも継続的できるよう工夫し
ます。

(吉松)

ひとやすみ

地域へバトンをつなぐ、退院前ST訪問

　退院時に指導をしても、すべて伝えきれず、また退院後に守られないことも
多く、もどかしい思いをしていませんか。病院としてできることの一つが、退
院前訪問です。通常は理学療法士が利用することの多いこの制度で、言語聴覚
士（ST）とともに患者さんの自宅を訪問しました。すると患者さんが病院では
みせない、一家の主のお顔で出迎えてくれました。奥さまにミキサー粥を作っ
ていただき、緩すぎたときのとろみ粉を用いた微調整も体験してもらいました。
ご自宅にある椅子から、この方のポジショニングに最適なものを選んで背もた
れを調節し、奥さまが座る椅子とともに食卓に配置し食事介助も練習してもら
いました。同席したご親族やケアマネージャー、訪問看護、デイケアの職員
から質問も飛び交い、みんなで生活を支えようという熱気が溢れていました。
地域へとバトンをつなげたことを、最も実感できた瞬間でもありました。(吉松)

受診の目安や、
地域との連携は？

退院後、どのようなときに受診したらよいかを、ご家族やケアマネージャー
に聞かれます。訪問看護師との住み分けも難しいです。どんな目安を伝える
とよいでしょうか。　　　　　　　　　　　　　　　　　　（6年目呼吸器内科医）

　誤嚥性肺炎が再発しても、症状や重症度は様々ですので、基準を聞かれる
と難しいですね。特に医師は様々な可能性を思い巡らせてしまうため、簡潔
に提示しづらいこともあります。ただ、介護する側は目安があるほうが関わ
りやすいため、退院後のお世話をお願いする側として、きちんとお伝えする
よう心得ましょう。

訪問看護師を、大いに頼ろう

　自宅に帰る場合には、訪問看護の導入を検討しましょう。特に入院前より
体力が低下し、食事や入浴の仕方に変化がある場合は、訪問看護の必要性が
高まります。専門家の目で体調を定期的にみてもらうと、変化を早めに発見
して対処しやすくなるほか、ご家族の安心にもつながります。院内とは環境
も変わるため、食事内容や摂取方法、日常生活動作や内服管理の工夫なども
助言してもらえて安心です。しかし、せっかく退院を目指して前向きなとき
に、医療従事者が自宅に来るというのは、受け入れがたいと感じる患者さん
は少なくありません。不要と感じたら中止はできるので、筆者は、退院時は
ひとまず導入させてもらうよう患者さんに相談しています。また、「奥さん

が、ちゃんと介護できるかしらと不安そうなので、奥さんの安心のために手配させてください」と、ご家族のためであることを伝えると、受け入れてもらえることもあります。

　訪問看護が介入している場合、体調の変化があったときには、まず訪問看護師に連絡してもらいます。症状に合わせて連絡先が異なると患者さんやご家族が混乱することがあります。慌てて病院を受診しても異常がなくて帰宅することとなり、かえって疲れが出てしまう方もみかけます。最初に訪問看護師に相談してもらうと、普段から患者さんの様子を知っている相手が電話口で相談に乗ったり、訪問して状態を確認したりしてくれるので、患者さんの負担が少なくて済みます。そして例えば、食事がとれないことを心配したご家族から電話があったとします。その場合、自宅で食事内容を工夫して様子をみるのか、脱水がありそうなので翌朝にかかりつけ医を受診するのか、判断が悩ましいためかかりつけ医に電話を取り次ぐのか、あるいは意識が朦朧としているのですぐに救急要請が必要なのか、などを専門家の目線で判断してくれます。私たち医師側も訪問看護師から電話連絡をもらうと様子がよくわかるため、方針を提案しやすく、いつも大いに助けられています。

不調時の対応を決めておこう

　少しの誤嚥に伴い、食後に痰絡みが増えたり、微熱が出たりすることがあります。体力が保たれていれば、自然に軽快し、受診や抗菌薬投与を要さないことがほとんどです。しかし、痰をうまく喀出できないと、無気肺や肺炎を起こすかもしれません。また、発熱時には体力も消耗するので、普段より嚥下や咳の反射が減弱したり、咀嚼力が続かなかったりするかもしれません。重症化させないために、こうした症状が出たときの対応をあらかじめ共有しておくことが大切です。不調時には食事は無理をせず、より安全なものを摂取するようにします。例えば、水分にはとろみをつける、普段より軟らかく食べやすい食事にする、摂取を介助する、といった工夫です。全く食べないと、脱水でさらに状態が悪化しかねないため、ジュースやゼリーだけでもと

るようにする、あるいは早めに点滴をしておくといった工夫も、負の連鎖を引き起こさずに急場をしのぐための重要な視点です。

緊急性の高い症状を伝えよう

夜間でもすぐに受診する必要のある、意識や呼吸の異常を示唆する症状は、ご家族にわかりやすく伝えます。「意識が朦朧としていて話していても眠ってしまうとき」、「息づかいが荒いとき」など、患者さんの普段の状態と比較して、具体的に示します。さらに、38℃以上の熱が2日続くときや、食事が2食続けて全く食べられないときなど、早めに受診したほうがよい徴候も伝えておくとよいでしょう。

慢性期疾患の視点を共有しよう

誤嚥性肺炎は、肺炎が治れば終わりではありません。治療後も予防を続けることが重要で、再燃を繰り返す慢性疾患の性質があります。医療者側も患者さんも、この性質を理解しておかないと、認識のずれが生じます。「入院中に再発したので病院のケアが悪い」、「退院直後に再発したので退院が早すぎた」、「訪問看護師の判断が甘かった」といった誤解も生まれやすくなります。誤嚥性肺炎は体質や年齢のため起こっていることから、今後どうしても繰り返してしまう可能性が高いことを、ご家族とよく共有しておくことが重要です（**Q35**、p.138へ）。

日誌やアクションプラン、嚥下パスポートの活用

他の慢性疾患で用いられている対策を活用すると、退院後の管理が考えやすくなります。例えば、糖尿病の診療では不調時に食事量に合わせてインスリン投与量を調節するシックデイの約束を事前に定めています。これは前述の、不調時に食事形態や摂取方法を一段階下げることと似ています。また、

高血圧症の患者さんは血圧手帳に記録をとっています。COPDでは、平時と体調が変化したときそれぞれの行動計画を、患者さんと医療者であらかじめ立てています（アクションプラン）。

　誤嚥性肺炎の患者さんにも、日誌を渡して症状を記録してもらい、どのような変化があればどういった行動をとるのかという行動計画を可視化しておくと、落ち着いて対応できます。患者さんやご家族の様子から、合う方法をみつけて、安心して生活できるようにしましょう。訪問看護を導入しない場合も、ヘルパーやケアマネージャー、デイケアのスタッフにもわかりやすいように、症状の目安や行動基準を記載しておくと有用です。浜松市リハビリテーション病院の藤島一郎先生が監修された「嚥下パスポート」[1] という、お薬手帳の嚥下版のようなものもあります。ダウンロードして患者さんの状況を記載しておけば、地域のスタッフで共有し、デイケアやショートステイへ行くときにも持参できます。

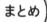

まとめ　退院後はできれば訪問看護を導入し、誤嚥の予防策を生活に取り入れ、異常を早期発見できるよう地域との連携に努めます。慢性疾患としての視点で、出現しうる症状とそのときの対応策を可視化しましょう。

（吉松）

［参考文献］
1) 藤島一郎, 監. 嚥下パスポート　安全な介護と食生活指導のために. 浜松市リハビリテーション病院.
http://www.hriha.jp/artis-cms/contents_images/d3bbc9c806fb26a746b951720ea3e1a2.pdf

Q42

誤嚥しやすい患者さんを
外来でみるには？

誤嚥しやすい患者さんを外来でみていくとき、なるべく早めに予防などの介入をできればと思うのですが、入院中より様子がわかりにくいです。短い診察時間で、どのようなことに気を付けるとよいですか。 　（11年目呼吸器内科医）

　急性期病院では、肺炎治療後は一旦終診となることが多いですが、再発しやすい患者さんを外来で継続的にみていくと、入院の頻度をぐっと減らせることもあります。治療後の通院をかかりつけ医へ依頼する場合は、かかりつけ医やケアマネージャーへ注意点を伝達しておくとよいでしょう。

肺炎を予防し、早めに治療するために

　入院を要する誤嚥性肺炎を起こしてからでは、体力や嚥下機能がさらに低下してしまいます。そこで、誤嚥性肺炎に罹患後は予防策を指導しますが、退院時に説明されただけで長く続けられるとは限りません。退院後も予防策を続けられているか確認するとともに、より実生活に即した方法に変えていくのも外来でみる意義です。患者さんや介護者の状況も変わるため、臨機応変に対応します。

　また、肺炎の徴候を早めに察知できると、大ごとにならずに乗り切れることがあります。外来主治医との信頼関係を築いていると、微熱や痰絡みなど少しの体調変化でも患者さんや訪問看護師が連絡をとりやすくなります。場合によっては、定期的に採血やX線で経過をみることもあります。こうして

丁寧に拾い上げた早期の肺炎であれば、外来で治療できることが多いのです（Q8、p.23へ）。

　注意すべきは肺炎だけではありません。原疾患の進行や、食事量の低下、体重減少、活気の低下、口腔内の状態などは、気付かれないままだと肺炎を発症して、救急搬送となるかもしれません。早めに気付けていれば、例えば原疾患の治療を相談したり、食べ方を見直したり、口腔ケアの方法を落ち着いて検討したりする余裕が出てきます。医学的には介入が難しい慢性疾患の進行や老衰の過程についても、ご本人やご家族、介護者と共有し、体調がさらに悪化したときにどういったことが起こる可能性があるのか、どのように対応するのがよさそうかを、事前に話し合うきっかけにもなります。

他職種の視点を役立てる

　丁寧な診療が大切といっても、短い診察時間で得られる情報には限りがあります。入院診療は他職種の観察や記録に助けられながら診療を行っていますが、外来診療も同じです。筆者の患者さんには手帳やノートを用意してもらい、ご本人やご家族、訪問やデイケアのスタッフに、体重や体温、痰絡みの程度、食べたものや、その日の出来事を書いてもらいます。こうすることで、月に一度の**断片的な情報ではなく、流れでとらえる**ことができます。すると、例えば透析の翌朝には熱が出やすいことがわかり、透析日の夕食時には疲労や低血圧のため誤嚥をしやすくなっていると気付けたりします。あるいは、デイケアでは周りに合わせて大慌てで食べるため、むせこむ頻度が増えていることがわかったこともあります。週はじめに熱が出やすいのは、週末にいつも晩酌することが関連しているということが、ご家族の手帳からわかったこともありました。**外来でこそチーム医療が活きる**のです。

高齢者を地域でみる：MMIの活用

　こうした慢性疾患の予防や長期管理の視点が有用なのは、誤嚥性肺炎をきたした患者さんだけではありません。今後肺炎をきたしうる高齢者や基礎疾患のある患者さんをみていくうえで、幅広く活用できます。筆者が嚥下障害の修士課程を履修したスペインの病院では、地域の高齢者を対象に、Minimal-Massive Intervention（MMI）という取り組みを行っています。最小限の介入で最大限の効果を得るためのこの介入では、嚥下機能が低下した高齢者に対して食事や水分の工夫、口腔ケアを指導することにより、QOL、肺炎発症率、生存率が改善しました[1]。栄養や歯科受診の重要性を日頃から意識的に伝えるようにしておく姿勢も重要です。

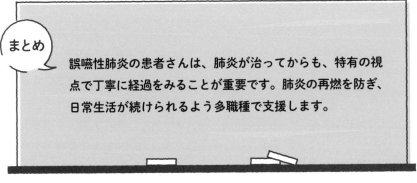

まとめ

誤嚥性肺炎の患者さんは、肺炎が治ってからも、特有の視点で丁寧に経過をみることが重要です。肺炎の再燃を防ぎ、日常生活が続けられるよう多職種で支援します。

（吉松）

［参考文献］
1）Martin A, et al. Effect of a minimal-massive intervention in hospitalized older patients with oropharyngeal dysphagia: A proof of concept study. J Nutr Health Aging. 2018; 22: 739-747.

家でもできる
評価や訓練は？

退院調整をするとき、退院後もできる嚥下の評価や訓練を教えてほしいと、
ケアマネージャーや訪問看護師から相談されることがあります。口頭でも伝
えやすく、簡単にできる方法はありますか。　　　　　　　（ソーシャルワーカー）

　患者さんが退院するときは、帰ってからもなるべく誤嚥をしないようにと、
ケアマネージャーや訪問看護師も気合いを入れてください。専門家による計画的な訓練ができればより効率的ですが、肺炎治療が主目的の入院診療とは異なり、**実生活の中では嚥下はごく一部分**です。リハビリの頻度も限られています。嚥下食の調理や嚥下体操で1日が終わってしまうようでは、ご家族も安らぎません。内服薬同様に、生活習慣やリハビリに関する指導も、なかなか守れていないことが多いのが現状です。形は変わっても嚥下への取り組みが継続できる方法が必要ですね。ここではくつろぎを妨げずに、生活に溶け込む形で無理なく続けられる訓練を考えたいと思います。

食事場面の観察は、立派な嚥下評価

　食事を何となくみていたら気付かないことも、嚥下評価という認識で観察すると、得られる情報がぐっと増えます。病院から自宅や施設へ帰ると、食事摂取の状況は大きく変わります。ベッドや椅子の高さや安定感、背もたれの角度や距離、腕の位置、テーブルの距離や高さ、食事内容や食具、食事中のテレビの方向や会話の有無などです。こうしたことは、嚥下への集中度、

摂取量や疲労感にも影響し、入院中と同じ食事をとっているつもりでも、誤嚥のリスクが変わってきます。このため、退院後も食事の状況を観察し、柔軟に整えていく意識が大切です。観察項目は**Q22**（p.83へ）を参照ください。

生活を訓練にしよう

　嚥下は患者さんの生活のほんの一部であるのと同様に、介護者も嚥下訓練に多くの時間を割くことはできません。しかし、スポーツでもそうであるように、訓練というのは根気よく継続することで効果が得られます。日常生活が訓練にもなるように、無理なく、できれば楽しみながら続けられるような小さな工夫をしましょう。患者さんの１日を想定して、どのようなことができるかを考えてみましょう。

〚 起床時：深呼吸と元気な挨拶で１日を始めよう 〛

　嚥下と同じ器官を使う、呼吸や発声、咳嗽を伴う動作を積極的に行いましょう。朝は大きく深呼吸とストレッチをして、呼吸筋をほぐし、嚥下や喀出をしやすくなるよう整えます。できる方は、ラジオ体操を習慣にすると、全身を動かすよい機会になります。また大声ではきはきとしゃべると、口がよく動いて咀嚼や送り込みがしやすくなり、声帯も使うので気道防御への効果も期待できます。ご高齢の方はつい、頷きや小声で話すことで済ませてしまいがちです。何気ない挨拶や会話も、訓練と認識し、大きな声ではっきりと発音するよう、促しましょう。見当識の維持にも有用かもしれません。

〚 食前：パタカラ体操と口腔ケアで、準備運動をしよう 〛

　発声時に、摂食嚥下に特に関わる部分を意識的に使うのがパタカラ体操です。「パ、タ、カ、ラ」の文字をしっかり発音します。「パ」は唇を勢いよく破裂させるように発音することで、汁物をすすったり飲み物を飲んだりするときの口唇の開閉を鍛えます。「タ」は舌の先を上顎から歯切れよく動かし、食べ物の押しつぶしを意識します。「カ」は舌の奥を喉に押し付けるように力

を入れて発音し、咽頭期を鍛えます。「ラ」は巻き舌で話すように舌を反らすことで、食塊形成に役立てます。「パ・パ・パ・パ、タ・タ・タ・タ……」と発音していくほか、「ふるさと」などの替え歌としてパタカラを使うと、楽しく誤嚥予防を続けられます。特に食前に行うと安心して食べるための準備運動になることから、食前にパタカラで歌う習慣のある施設もあります。

　また、起床時の口腔内は夜間に蓄積した汚れでいっぱいです。一口目は最も誤嚥をしやすいので、食前にしっかり口腔ケアをしましょう。口がきれいになり、口を動かすことで嚥下の準備運動にもなり、一石二鳥です。

〖 午前中：体を起こして過ごそう 〗
　1日の大半を過ごす姿勢を変えるだけでも、嚥下筋が弱るのを少しは防げます。私たちは座位になるだけで、頸部筋を使って重さ3kgの頭を支えています。日中も臥床していると、この訓練をサボっていることになり、嚥下にまつわる筋力が低下します。また座位に慣れていないので疲れやすくなり、食事を途中で切り上げてしまうかもしれません。日中は座位や立位で過ごす時間を増やしましょう。どうしても座位が難しいときは、せめて体幹を60度にギャッジアップします。ただし、同じ姿勢を長時間とっていると褥瘡や痛みの原因にもなります。ずり落ちないように足側も少し挙上する、足を接地できるようクッションを配置するなどの配慮も忘れないようにします。

〖 食前：嚥下おでこ体操で準備運動をしよう 〗
　食前の準備運動として、嚥下おでこ体操も即時効果があります。おでこに手掌を当てて、おへそをのぞき込むように下を向いてもらいながら手とおでこで押し合います。喉に力が入る状態で5～10秒間維持するのを、食直前に5～10回行うと有用です[1]。一人でもできますし、介助者に手を当ててもらって行うこともできます。さらに、臥床時に頭を上げてつま先がみえる姿勢で保持する頭部挙上訓練も、同様の効果が期待されます[2]。起床時や就寝前など、臥床したついでに行う習慣をつけるのもよいかもしれません。顔や口、頸部のマッサージも食前によい刺激になります。

〖 午後：遊びを取り入れよう 〗

　息を強く長く吐くことは誤嚥の予防に有効です。昔ながらのおもちゃ「吹き戻し」や、風船を膨らますこと、ハーモニカ、笛、合唱やカラオケ、朗読や詩吟、お孫さんに絵本を読み聞かせるのもよいですね。ご家族も一緒に楽しめると続けやすくなります。さらに、みんなでいろいろな変顔をして写真を撮る、誰が最も舌を突き出せるかを競う、といった遊びも、口や顔面の筋肉を使います（結果的に笑いが生まれれば、これまたよい訓練ですね）。顔や喉だけでなく、全身をよく動かし、体力を維持・向上するのも大切です。散歩や買い物に出かけ、お腹も空かせてもらいましょう。

　さらに詳しい体操を知りたい方には、藤島式嚥下体操セットを印刷してお渡ししています。浜松市リハビリテーション病院のホームページから印刷でき、動画もみることができます[3]。

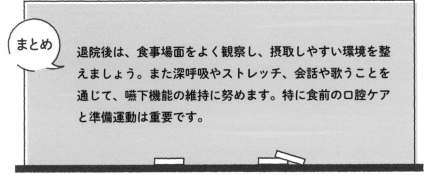

まとめ

退院後は、食事場面をよく観察し、摂取しやすい環境を整えましょう。また深呼吸やストレッチ、会話や歌うことを通じて、嚥下機能の維持に努めます。特に食前の口腔ケアと準備運動は重要です。

（吉松）

［参考文献］
1) 岩田義弘, 他. 高齢者に対する頸部等尺性収縮手技 (chin push-pull maneuver) による嚥下訓練. 耳鼻と臨床. 2010; 56: S195-S201.
2) Maeda H, et al. Optimal load of head-raising exercise-sustained head-lift time and number of head-lift repetitions in Japanese healthy adults. Deglutition. 2013; 2: 82–88.
3) 浜松市リハビリテーション病院. "藤島式"嚥下体操セット.
　　http://www.hriha.jp/section/swallowing/gymnastics/

肺炎球菌ワクチン、インフルエンザワクチンの効果は？

高齢者に肺炎球菌ワクチンが推奨されているのは知っていますが、誤嚥性肺炎も予防ができるのでしょうか？　どういうタイミングで接種するのがよいのか教えてください。

（1年目研修医）

高齢者肺炎・誤嚥性肺炎を繰り返さない予防法として、ワクチンの適応を検討するようにしましょう。その代表的なものとして、肺炎球菌ワクチン〔PPSV23（ニューモバックス®）・PCV13（プレベナー13®）の2種類〕、インフルエンザワクチンがあります。肺炎による入院中にワクチン接種することができない場合も多いので、かかりつけ医に今後の診療を依頼する場合には診療情報提供書に、ワクチンについても記載するようにしましょう。

肺炎球菌ワクチン

『成人肺炎診療ガイドライン2017』[1] では、高齢者の肺炎予防に対して、肺炎球菌ワクチンの接種が推奨されています。また、肺炎球菌ワクチンが誤嚥性肺炎の予防にも有効であるという報告もあります。これは**誤嚥性肺炎の原因菌として、肺炎球菌がある程度の割合を占めている**からです。肺炎球菌ワクチンの接種歴について、本人・ご家族・かかりつけ医に情報収集を行うようにしましょう。

PPSV23の定期接種を基本に考えて、それまでの期間によっては任意接種の方法があることも説明します。**図5** [2] に2019年に学会より発表された肺炎球

菌接種の考え方をお示しします。具体的には、PPSV23未接種の場合には、その年度内（3月まで）に5の倍数の年齢（65歳、70歳……）になる誕生日を迎える方は定期接種の対象となります。自治体が発行する書類を持参してもらえば補助が得られます。その年度内に5の倍数の年齢にならない方は、自費診療となることを説明したうえで、任意接種をすすめましょう。患者さんが脾摘後、高度免疫抑制状態と判断される場合には、PCV13を挟むことも検討しましょう。また、PPSV23接種から5年以上経過した場合には、任意接種により再接種も検討しましょう。

　ただし肺炎球菌ワクチンについては、小児を含めたワクチンの普及により、肺炎球菌感染症の原因菌の血清型分布に変化が生じてきているとされ、今後も有効性に関するデータを確認しておく必要があります。現在は上記のワクチン接種の考え方に準じてワクチン戦略を考えますが、接種推奨は経時的に変化すると考えられるため、最適な接種については情報収集を続けていく必要があります（**図5**）。

インフルエンザワクチン

　ガイドラインでは高齢者の肺炎予防に対して**インフルエンザワクチンと肺炎球菌ワクチンの併用接種が強く推奨**されています。インフルエンザ罹患による二次性肺炎、また罹患によるADL低下など、インフルエンザ罹患そのものだけでなく、二次的に肺炎の予防に役立ちます。同時接種が安全かつ有効であることの報告も日本よりされており[3, 4]、2020年より投与間隔についても、間隔をあけることなく同日でも接種可能となりました。

　外来定期通院中や、秋季〜冬季に退院される場合にインフルエンザワクチン・肺炎球菌ワクチンについて一度はお話しするようにしましょう。

2019 ～ 2023年度の接種

PPSV23未接種者　　　　　　　　　　　　　PPSV23既接種者

年度内に65歳、70歳、75歳、80歳、85歳、90歳、95歳、100歳になる者

年度内に66 ～ 69歳、71 ～ 74歳、76 ～ 79歳、81 ～ 84歳、86 ～ 89歳、91 ～ 94歳、96 ～ 99歳になる者

1年以上

5年以上

PPSV23（定期接種）

PPSV23（任意接種）

PCV13（任意接種）

PCV13（任意接種）

1年以上

5年以上　1年以上

6か月～ 4年以内

PCV13（任意接種）

PCV13（任意接種）

PPSV23*（定期接種）　PPSV23（任意接種）

*当該年度の定期接種対象者に限る

5年以上

6か月～ 4年以内（PPSV23の接種間隔は5年以上）

6か月～ 4年以内（PPSV23の接種間隔は5年以上）

6か月～ 4年以内（PPSV23の接種間隔は5年以上）

PPSV23（任意接種）

PPSV23（任意接種）

PPSV23（任意接種）

PPSV23（任意接種）

注意

#1　定期接種対象者が、定期接種によるPPSV23の接種を受けられるように接種スケジュールを決定することを推奨する。

#2　PPSV23未接種者に対して両ワクチンを接種する場合には、上記#1を勘案しつつ、PCV13→PPSV23の順番で連続接種することが考えられる。

#3　PCV13-PPSV23の連続接種については海外のデータに基づいており、日本人を対象とした有効性、安全性の検討はなされていない。

#4　定期接種は2019年4月〜2024年3月までの経過措置に準ずる。

#5　2019年度内は100歳以上も定期接種の対象に含まれる。

図5　65歳以上の成人に対する肺炎球菌ワクチン接種の考え方

（日本呼吸器学会呼吸器ワクチン検討WG委員会／日本感染症学会ワクチン委員会・合同委員会. 65歳以上の成人に対する肺炎球菌ワクチン接種に関する考え方（第3版　2019-10-30）. p.8, 図より作成）

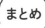まとめ

高齢者肺炎での入院は、ワクチン接種について本人・ご家族と相談するよいきっかけです。接種歴を確認し、今後の予防としてのワクチン戦略を検討し、ご家族やかかりつけ医、転院先と共有するようにしましょう。

（山入）

［参考文献］
1) 日本呼吸器学会, 編. 成人肺炎診療ガイドライン2017. 日本呼吸器学会, 2017.
2) 日本呼吸器学会呼吸器ワクチン検討WG委員会／日本感染症学会ワクチン委員会・合同委員会. 65歳以上の成人に対する肺炎球菌ワクチン接種に関する考え方（第3版 2019-10-30）. p.8, 2019.
3) Nakashima K, et al. Immunogenicity of simultaneous versus sequential administration of a 23-valent pneumococcal polysaccharide vaccine and a quadrivalent influenza vaccine in older individuals: A randomized, open-label, non-inferiority trial. Hum Vaccin Immunother, 2018; 14: 1923-1930.
4) Sumitani M, et al. Additive inoculation of influenza vaccine and 23-valent pneumococcal polysaccharide vaccine to prevent lower respiratory tract infections in chronic respiratory disease patients. Intern Med. 2008; 47: 1189-1197.

第3章 退院に向けて（退院支援・地域連携編）

呼吸器内科の愛車「えんげ号」

　外来診療をしていると、ふと嚥下評価をしたいと思うことは、よくあります。むせる頻度が増えたといわれたとき、声がいつもよりゴロゴロしているとき、痩せてきたときなどです。こうしたときに、億劫になってしまう理由は、物品が手元にないことや、評価基準をパッと思い出せないことなのではないでしょうか。

　筆者の勤める呼吸器内科の外来では、電子カルテの載った台車に嚥下評価に必要な物品を搭載し、「えんげ号」の愛称で多職種から親しまれています。評価方法をわかりやすく示したマニュアルや、患者さんに記載してもらう問診用紙も常備しています。台車ごとどこへでも移動でき、医師の準備が整うまでは、看護師や事務職員が問診表の記載や身体計測をしておいてくれます。物品をあちこちの病棟でかき集めていた頃を思うと、今は定期的に補充までしてもらえるおかげで、嚥下評価をどんどん行うようになりました。中には「昨年してもらった飲み込みの検査、そろそろまたしてもらおうかな」などと、自ら希望される患者さんもいるほどです。皆さんも、独自の「えんげ号」を用意してみませんか。「えんげバッグ」、「えんげバスケット」など、現場で使いやすい形を考えてみると、楽しいですよ。

　参考までに、えんげ号の搭載品をご紹介します。

- 電子カルテ：病歴確認、記録用
- 問診用紙：EAT-10、聖隷式嚥下質問紙、FSSG
- 記録用紙、クリップボード、筆記具
- 嚥下評価のマニュアル
- 舌圧子：咽頭診察、SSPT用
- ペンライト：咽頭診察、SSPT用
- 紙コップ：WST、SSPT用
- タイマー：RSST、SSPT用
- 10mLシリンジ：mWST、WST用
- 2.5mLカテーテルチップシリンジ：SSPT用
- 5Fr経鼻胃管：SSPT用
- 優肌絆®：SSPT用
- 舌圧測定器、専用プローブ／チューブ／電池
- スプーン、ゼリー：フードテスト用
- 手袋、アイガード、ごみ袋、酒精綿、手指消毒剤

SSRT：簡易嚥下誘発試験、WST：水飲みテスト、
RSST：反復唾液嚥下テスト、mWST：改訂水飲みテスト

（吉松）

第4章

どうしても
よくならないとき
（緩和ケア編）

どんなに頑張って治療をしても、多職種や介護者がどんなに熱意を注いでも、どうしても肺炎がよくならないこともあります。そんなときにも、できることは必ずあるものです。患者さんが望むことを叶え、少しでも苦しまないように。ご家族や介護者が少しでも心を痛めないように。治療して、予防するだけではない誤嚥性肺炎の診療は、こうした難しい局面にこそ、できることがあります。

どうしてもよくならないときに、できること

	チェックリスト	関連項目
予後予測	□嚥下機能	**Q45**
	□生命予後	**Q48**
面談	□ご家族との話し合い	**Q46**、Q47
	□誤嚥の許容	Q45、**Q47**
終末期ケア	□症状緩和	**Q49**
	□家族ケア	Q46、**Q50**

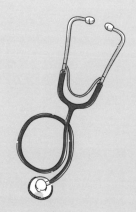

Q45

嚥下機能が
よくなるかどうかの見極めは？

嚥下機能が悪いとき、リハビリで改善するのか、もうよくならないのか、どうすれば見極められますか？　訓練に過剰な期待を寄せている患者さんもいて、心苦しいことがあります。

（理学療法士）

　嚥下機能がよくならないのか、時間をかければ改善が見込めるのかは、極めて難しい判断です。基礎疾患、訓練の経過、患者さんやご家族の意向、地域の医療資源など、多くのことが影響します。患者さんの快復を願う医療者としては、治らないと告げることは、何よりも無念なことです。多職種でよく話し合って、判断しましょう。

嚥下機能が、なぜ悪いのか

　嚥下障害の原因により、可逆性は異なります。頭頸部への照射後の線維化や術後変化、認知症や神経疾患の終末期には、改善は見込みにくく、食形態や姿勢の調整など代償法が中心になります。一方、脳卒中急性期の嚥下障害の多くは数か月で改善します。肺炎罹患後の廃用の要素が大きい場合は、適切な栄養管理や訓練の効果に期待しやすくなります。気を付けたいのは、これらを見分けることの難しさです。神経疾患があるというだけで、それが誤嚥の原因とは限りません。**慢性疾患の終末期に合致するのか、一過性の要素が大きいのか**を、丁寧な病歴聴取や診察と経時的な変化から探りましょう。

　嚥下障害の原因で意外と多いのが、経口摂取をしないことによる口腔や咽

176

頭粘膜の乾燥や汚れです。口腔ケアや嚥下訓練により唾液分泌や自浄作用が回復すると、感覚や動きもよくなります。原因を見極めて、治療できることに対しては積極的に対処しましょう。

嚥下機能の、どこが悪いのか

嚥下機能の可逆性を判断するには、どのような障害であるのかも重要です。筋力を鍛えることはできても、感覚を鍛えるのは難しいのです。嚥下筋群の筋力が低下しているならば、栄養療法を強化したうえで、筋力を鍛えます。言語聴覚士による訓練以外にも、自主訓練や、ご家族、看護師も行えるよう計画を立てましょう（**Q43**、p.166へ）。電気刺激療法なども活用される分野です[1]。

一方、咽喉頭の感覚が低下している場合は、訓練が難しくなります。アイスマッサージやカプサイシン、メントール、黒コショウなどを用いた刺激による効果が報告されています[2]。また、嚥下が惹起されやすくなるよう大脳皮質を刺激する非侵襲的脳刺激法は、脳卒中後の嚥下障害などに有用です。筆者の勤める病院では干渉電流型低周波治療器（ジェントルスティム）を用いて、嚥下の惹起や気道防御の改善を図っています[3]。しかし、感覚への介入は難しく、代償手段が中心になるという覚悟が必要になります。

期間を決めて、客観的に評価する

栄養療法や訓練の効果が出るには、時間がかかります。しかし、到達できるかわからない目標に向けて何か月もリハビリをすることは、医療資源の問題だけでなく、患者さんにとっても貴重な余生を入院や訓練に費やしてしまうことになります。「経口摂取のみで生活できるかどうかを2週間後に見極める」などと、具体的な目標を定め、患者さんやご家族、他職種とも共有しましょう。短期間で目標を達成できなかった場合も、少しずつ改善の兆しがみられ、時間をかければさらなる改善が期待できそうであれば、回復期や慢性期病院での継続的な訓練、訪問リハビリの活用を検討します。残念ながら改

善の見通しが立たない場合には、代償法を中心としたケアを検討します。

患者さんの意欲や、地域の医療資源も重要

　これは科学的に証明されたことではありませんが、最終的に経口摂取ができるようになるかどうかは、患者さんの意欲も関係していると感じます。食べたいと強い意思をもつ患者さんは、訓練にも積極的で、効果も出やすくなります。一方で、周りが食べてもらいたいと願って試行錯誤しても、ご本人の意向にそぐわなければ、訓練に取り組みにくく、効果も出にくくなります。患者さんの、その時々の意向に添えるよう、柔軟な対応を心がけましょう。

　また、入院していることで意欲を低下させているならば、試しに外泊や退院をしてみることも視野に、ご家族や地域のスタッフと相談します。

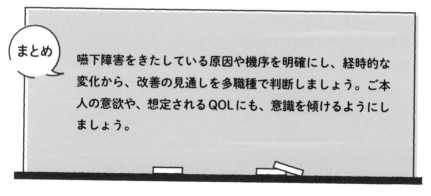

まとめ

嚥下障害をきたしている原因や機序を明確にし、経時的な変化から、改善の見通しを多職種で判断しましょう。ご本人の意欲や、想定されるQOLにも、意識を傾けるようにしましょう。

（吉松）

［参考文献］
1）　日本摂食・嚥下リハビリテーション学会医療検討委員会. 訓練法のまとめ（2014版）. 2014; 18: 55-89.
2）　Kondo E, et al. Aural stimulation with capsaicin ointment improved swallowing function in elderly patients with dysphagia: A randomized, placebo-controlled, double-blind, comparative study. Clin Interv Aging. 2017; 12: 1921-1928.
3）　Maeda K, et al. Interferential current sensory stimulation, through the neck skin, improves airway defense and oral nutrition intake in patients with dysphagia: A double-blind randomized controlled trial. Clin Interv Aging. 2017; 12: 1879-1886.

ご家族に
納得してもらうには？

重度の認知症で食べられない患者さんがいます。ご家族に説明を繰り返して
も、食べられないということに納得していただけません。どうしたら理解し
てもらえますか？

（4年目内科専攻医）

　大切な人が食事をとれないというのは、いくら医学的には事実でも、ご家
族にとって簡単に受け入れられることではありません。何度も説明している
のに伝わらない、と焦ってしまうことがありますが、少し力を抜いて視点を
変えてみると、打開策がみえてきます。

試行錯誤の道のりを、ともに歩む

　昔から、食べることは生きることと認識されてきました。急に食べられな
いといわれても、すぐに納得できないのは自然なことです。医療者は、年齢
や基礎疾患を踏まえて、入院後の経過を点ではなく線でみて、これまでの患
者さんの経緯も振り返り、食べられないのは仕方ないと受け入れていきます。
しかし、ご家族にとっては「薬で治療できる」と思って入院した矢先に聞か
される、大切な人の生死に関わる告知です。「もっとできることがあるのでは
ないか」、「訓練や時間が解決してくれるはず」、「大病院の専門家なら何とか
してくれるかもしれない」と期待を抱くかもしれません。いくらわかりやす
く経過を説明しても、納得してもらうのは難しいでしょう。腑に落ちるには、
そこに至るまでの過程を、一喜一憂しながら辿る必要があります。私たち医

療者が歩む試行錯誤の道のりを、ご家族とともに進むことで、状況を理解しやすくなるのです。

　例えば肺炎になってすぐは、呼吸が促迫していて食事がとれないとします。「呼吸が落ち着いて痰が出せるようになったら嚥下機能を評価したい」とお伝えすると、医療者がただ食べさせていないのではなく、どのような医学的視点で判断しているかがわかります。呼吸が安定して嚥下評価を行おうとしたものの覚醒を維持できないときには、薬剤調整や水分・栄養管理を行いながら覚醒の改善を待って評価をすること、ただし体調がよくなっても覚醒が改善しないときには肺炎の影響だけでなく認知症の経過と考えられるため介入が難しいかもしれないことなど、逐次、状況を共有していきます。

　これらは、入院して1週間後にまとめて伝えても事実としては変わりません。しかし、医療者と同じ時間軸で期待を寄せたり、日々の変化を感じ取ったりしながら、その都度対応を考える過程を一歩ずつ踏みしめていくと、よいことがあったときは、喜びがより大きくなります。また、期待した経過とならなくても、状況を点と点ではなく流れで感じているため、現実を受け止めやすくなるのです。患者さんや医療者の頑張りも身に染みてわかり、ご家族としても自責の念が少しでも軽くなるのではないかと思います。

食べられない理由が、食欲や食物認知にあるとき

　嚥下の先行期、つまり食べたいと感じたり、食物を認知したりする段階に、問題があって食べられないことがあります。ご家族の力を借りて、嗜好に合わせたものを提供したり、家庭の味や好きな食べ物を持ってきてもらったりすると摂取できるようになることがあります。あるいは、病院という慣れない環境に混乱したり、ストレスを抱えたりして食欲がないようなら、慣れた自宅や施設に帰ってみると、摂取できることもよく経験します（**Q27**, p.107へ）。

　工夫を凝らしてもやはり食物を認知できない、嚥下がみられないというときには、摂取は難しいと考えざるを得ません。食べたがらないのに無理に口に入れることは、患者さんの苦痛になり、また誤嚥や窒息にもつながりかね

ません。「百聞は一見に如かず」とはよくいったもので、摂取時にはご家族にも同席してもらい、ご本人の意向をみていただくと、状況を受け入れてもらいやすくなります。

食べられない理由が、誤嚥のとき

食べられないと判断する理由が誤嚥のときは、より慎重にならざるを得ません。患者さんから「肺炎になってもいい、死んでもいいから食べたい」といわれることもあります。患者さん本人にこうした意思があるのなら、チーム一丸となって、何とか叶えられるとよいでしょう（**Q47**、p.183へ）。アイスクリームを一口でも食べられると、少しは喜びを感じられるかもしれません。

しかし、いくら誤嚥してもいいといわれても、何でも自由に食べてよいかどうかは別です。安全面や倫理面という理由もありますが、もし誤嚥や窒息をきたせば、苦しむのは患者さんです。また、これをみたご家族も心を痛めるでしょう。訴えを言葉の通りに受け止めることだけがよいとは限りません。状況をより知ってもらうには、ご家族には食事だけでなく、嚥下造影や嚥下内視鏡にも同席してもらうとよいでしょう。

ご家族の真意に、耳を澄ませよう

ご家族が「どうして食べられないんですか」といわれるとき、どういった心境で聞いているのでしょうか。必ずしも医学的な理由を知りたいわけではないように思います。悔しさや無力感、無念の表現かもしれません。こうした思いを感じ取ると、医療者は心苦しく、責められているように感じることがあります。しかし多くの場合、医療者を責めているのではなく、病状に対するやるせなさの表れです。誠意ある対応をしているならば、卑下する必要はありません。質問に答えることがすべてではありません。「誤嚥するからですよ」という医学的な答えよりも、「食べさせてあげたかったですね」と、そっと共感を示すほうがよい場合もあるかもしれません。

「大切な人を大事に思ってもらえている」、「精一杯の対応をしてもらえている」ということが伝わるだけでも、張りつめたご家族の思いが和らぐことを経験します。患者さんへの誠意ある診療やケアがそのまま、ご家族のケアでもあります（**Q50**、p.193へ）。

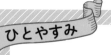

> **病状に応じて経口摂取の可否を模索する過程をリアルタイムで共有すると、経過を受け止めてもらいやすくなります。食べることは、生きていくうえで大切なことです。ご家族の無念な思いに配慮しましょう。**

（吉松）

ひとやすみ

主治医からみた、誤嚥性肺炎

　私が誤嚥性肺炎に関心を抱いたのは、抗菌薬で肺炎を治療しても、食事をとれない、生活へ復帰できないことに、主治医として（そして大の食いしん坊として）悔しくてたまらなく思ったのがきっかけでした。食形態の工夫や食事介助にやりがいを感じ、もっと嚥下を学べば何とかできるかと思いました。しかし、いくら勉強をしても他科や他職種に代われるわけではないことに気付き、多職種協働や主治医の役割を考えるようになりました。肺炎の診断や治療、原因精査、予後予測や面談を担うため、臨床推論、慢性疾患の診療経験、対話力が問われます。同じ疾患でも主治医側からのみえ方は、嚥下の専門家からみえる景色とは異なります。嚥下を学ぶ機会がないため、不安や責任感から、不慣れな対応となってしまうこともあります。こうした役割や特性を互いに理解して尊重し、補い合うと、チームの総合力が発揮できると思うのです。　　　（吉松）

「死んでもいいから食べたい」
といわれたら？

> 誤嚥性肺炎の患者さんに、「死んでもいいから食べたい」といわれることがあります。患者さんやご家族が理解されているなら、誤嚥のリスクを許容してよいものでしょうか。
>
> （15年目呼吸器内科医）

　「死んでもいいから食べたい」という悲痛の叫びに、時々出合うことがあります。主治医としては、患者さんの願いを何とかして叶えてあげたい使命感と、安全に過ごしてもらいたい責任感とで、引き裂かれる思いです。ここでは筆者がどのように考えているかを、ご紹介します。なお、これは食べることの危険性が高い場合の話です。まずは安全に食べる方法をとことん模索することが大前提です。

まず患者さんの真意を知るところから

　患者さんの言葉を、文字通りに解釈するだけが医療ではありません。「痛い」という訴えの陰に気持ちのつらさが隠れていたり、「痛くない」という患者さんが、実は鎮痛薬の副作用を心配して痛みを我慢していたりすることは、皆さんも経験があると思います。

　「死んでもいいから食べたい」という言葉は、どのような背景から発せられたのでしょう。食べるには危険を伴うことは理解されているのでしょうが、すぐに命に関わるとは感じていないかもしれません。絶食で永らえるより短命でも食べたいと思っているとしても、それに伴う苦しさや、ご家族の不安

までは、想定されていないかもしれません。

　患者さんにとって、**食べることの意味**は何でしょう。食べること自体ではなく、それに付随する何かを望んでいるかもしれません。例えば、食べれば元気になれる、家に帰れる、家族で過ごせるといった期待があるなら、食べなくとも、こうしたことが叶うよう模索するのも一つです。あるいは、食べないことに付随した気がかりがあるかもしれません。食べなければ家族に心配をかける、転院させられる、自宅で点滴をして惨めな姿を孫にみせてしまう、という不安を抱える方もいます。何を大切にされているのか、患者さんの人生観に敏感になりましょう。

経口摂取をすることが真意であるならば

　食べることそのものが真意ならば、何とかして叶えるのが医療者の使命のように感じます。ご家族も同じ気持ちであるか、よく話し合うことは重要です。患者さんの思いをいつも身近で見聞きしているご家族は納得していても、会う頻度の少ないご親族にとっては状況を理解しにくいため、患者さんを大切に思う方々にはできるだけ揃ってもらい相談します。食べること、食べないこと、誤嚥防止術なども含めて、多様な選択肢や価値観をじっくり話し合います。食べた結果、窒息や肺炎などといった症状が出た際に、どのような医療を受けたいのかというところまで、共有できるとよいでしょう。

　患者さんもご家族も合意されたからといって、何でも食べていいとは限りません。特に病院や施設など、その方の命を請け負っているところでは、苦しませるかもしれないことは行いづらいのが実状です。患者さんの食べたい願いを叶えても、もしも誤嚥して苦しませてしまった場合、多くの医療者・介護者は自責の念に駆られることでしょう。関わる医療者や介護者への配慮も忘れてはいけません。

　食べるとしても、なるべく安全に食べられるような配慮ができるとよいでしょう。食形態や、姿勢の工夫、口腔ケアや可能な範囲での訓練で、少しでも条件を整えることができないか、考えます。

患者さんの尊厳と、我々医療者がふさわしいとする考えが一致しないことも多い誤嚥性肺炎の分野では、そこの葛藤に気付いて模索をすることも、患者さんへのケアの形の一つなのかもしれません。

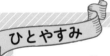

> **まとめ** 食べたいという言葉に託された患者さんの真意をおもんぱかるよう心がけましょう。食べること以外でその思いを叶える方法や、できるだけ苦しむことなく美味しく食べられるような工夫を、多職種で考えるようにします。

（吉松）

ひとやすみ

「ビールを飲みたい」といわれたら

　誤嚥性肺炎の患者さんに時折相談されることです。「刺激があるので」と止めてしまいそうですが、実は炭酸は、嚥下に良い刺激となることが報告されています。ただ、大きなジョッキで一気に飲むと頸部が伸展して誤嚥しやすく、またあまり多く飲酒すると、意識状態や嚥下・咳反射の減弱、胃食道逆流の増加などから、誤嚥リスクが懸念されます。そこで、食後に少しずつゆっくり飲むことを提案してみてはいかがでしょうか。とろみをつける場合、ポイントは、①炭酸飲料用の丈夫なペットボトルを使用する、②とろみ粉を入れ、しっかり振ったあと冷蔵庫で一晩保存する、③こぼれてもよいところで慎重に開ける、です。動画もあるので検索してみてください。ジョッキに入ったビールにとろみをつけようとすると、泡にだけとろみがついたりして、その下の液体部分でかえって誤嚥しそうになることもあるので、お気を付けくださいね。　（吉松）

Q48

生命予後の予測方法は？

誤嚥性肺炎の患者さんの生命予後を、予測する方法はありますか。厳しい状態でも抗菌薬治療で救命できたり、末梢輸液のみで何か月も頑張れたりして、癌より予測がつきにくいです。 （6年目在宅医）

予後の推定は、患者さんの治療や過ごし方を考えるうえで重要です。主治医は他の医療従事者より予後を楽観的に判断してしまうことが長年指摘されているため、筆者もいつも気を付けるようにしています。

「今回、退院できますか」

まず気になるのは、短期予後です。誤嚥性肺炎に特化したデータはあまりなく、肺炎全般に関する報告、特に重症度スコアを用いた予後予測が中心です。最も精度が高いのは、「Pneumonia Severity Index（PSI）」です。130点以上であれば、30日以内の死亡率は29.2％とされます[1,2]。しかし、PSIは項目数が多く、すぐには算出できません。日本で開発された「A-DROP」による予後予測も研究されていますが、これらはあくまでも重症度により、入院の必要性を決める目的で作られた指標です。肺炎の予後予測ツールが定まっていない現状では、短期予後は、スコアより、基礎疾患などの背景因子や、入院後の経過から判断しています。特に最近は栄養状態も注目されており、生命予後に影響することがわかっています[3]。

肺炎の原因菌や抗菌薬選択も予後との関連で議論されますが、誤嚥性肺炎

であること自体が、最も強い30日後の死亡予測因子であり、耐性菌の検出や抗菌薬治療の失敗、Performance status（PS）、呼吸状態などは予後に影響しないことが報告されました[4]。誤嚥性肺炎は、いかに予後が悪いかを認識して対応する必要があります。これには、肺炎そのものの重症度だけでなく、併存症による急変も起こりやすいこと、栄養状態を含む全身状態の脆弱さが関係していると考えられます。

「退院後、どれぐらい生きられますか」

急性期病院では、肺炎が治って退院が決まると、予後を考えることも減ってしまいます。しかし、患者さんやご家族にとってもは、むしろ肺炎が改善してからの長期予後こそ重要です。高齢の患者さんが肺炎に一度でも罹患することは、想像以上に予後を悪化させます。また、既に何らかの疾患や老衰に伴い予後が差し迫った患者さんも肺炎をきたしやすいので、誤嚥性肺炎はただの一つの出来事というよりは、人生そのものの終末期の徴候ともいえます。

ある研究では、CAPで入院した65歳以上の患者さんの全死因死亡率は、30日以内で17％、1年以内では38％にも上りました[5]。死亡の危険因子となったのは施設入所、腎疾患、慢性心不全でした。また重度の認知症患者さんで、**肺炎発症後6か月以内に半数が死亡した**という報告もあります[6,7]。米国と日本の診療の違いも加味する必要はありますが、肺炎の患者さんを受け持つとき、半年後にも目を向けてみましょう。その1回は乗り越えたとしても、また肺炎を繰り返し、亡くなっていく可能性を考えると、患者さんの意向に沿うことや、ご家族にも現状を知ってもらい、今後の過ごし方を一緒に考えることの大切さがみえてくるのではないでしょうか。

まとめ　誤嚥性肺炎は、肺炎の中でも特に予後不良です。PSIや A-DROPを参考に、入院後も状態が改善しないときは、治療方針をよく相談しましょう。また、長期予後も念頭に、過ごし方を検討します。

（吉松）

［参考文献］

1) Fine MJ, et al. A prediction rule to identify low-risk patients with community-acquired pneumonia. N Engl J Med. 1997; 336: 243-250.

2) Metlay JP, et al. Testing strategies in the initial management of patients with community-acquired pneumonia. Ann Intern Med. 2003; 138: 109-118.

3) 坂口紅美子, 他. 高齢な誤嚥性肺炎患者の生命予後に関連する因子. 日摂食嚥下リハ会誌. 2018; 22: 136-144.

4) Komiya K, et al. Prognostic implications of aspiration pneumonia in patients with community acquired pneumonia: A systematic review with meta-analysis. Sci Rep. 2016; 6: 38097.

5) Arnold FW, et al. Older adults hospitalized for pneumonia in the United States: Incidence, epidemiology, and Outcomes. J Am Geriatr Soc. 2020; 68: 1007-1014.

6) Mitchell SL, et al. The clinical course of advanced dementia. N Engl J Med. 2009; 361: 1529–1538.

7) Morrison RS, et al. Survival in end-stage dementia following acute illness. JAMA. 2000; 284: 47–52.

痰絡みなど、つらい症状を緩和するには？

肺炎の患者さんは、痰が絡んでとてもつらそうです。終末期になっても、癌とは違って、うまく症状を緩和できていないように思います。何かしてあげられることはないですか。

（6年目血液腫瘍内科医）

肺炎の症状は、本人にとっても、周りでみているご家族にとっても大変つらいものです。主治医としても、症状を和らげてあげたいものの、並行して治療も行っていく中で心境は複雑です。

肺炎の症状緩和を難しくさせるもの

患者さんを担当している医療者として、症状を和らげてあげたいというのは誰もが思っていることです。しかし、癌の終末期とは異なり、予後予測が一般化されていないことから、症状緩和に徹することには医療従事者としての罪悪感があるかもしれません。また、肺炎は治るものというご家族の認識が、さらにその罪悪感を募らせることもあります。しかし実際には、肺炎は、癌よりも予後が悪いといっても過言ではありません（**Q48**、p.186へ）。残された時間を穏やかに過ごせるよう、医療従事者として手を尽くしましょう。

苦痛をかえって増やさないように

終末期になると、それまでよかれと思って行ってきたことの意義が乏しく

なり、かえって苦痛を増強させかねません。例えば輸液は500mL/日程度がよいとされ、1L以上になると気道分泌物の増加や肺水腫、浮腫などの不快感につながります。また吸引、検査、血糖測定、内服、抗菌薬投与なども苦痛を伴う処置になります。米国では、重度認知症のある患者さんにとって、抗菌薬投与は生命予後こそ改善させるものの、QOLはかえって低下させるという研究結果[1]から、「Do not hospitalize（DNH：入院しない）」という意思表示が一般的になってきていると聞きます。

咳や痰絡みを和らげるには

痰絡みは肺炎のつらい症状であることは間違いないですが、一方で、それに対して行われる吸引もまた、患者さんにとって大きな苦痛となっています。第一に判断すべきは、**その痰が患者さんの苦痛になっているかどうか**です。痰が多くてつらそうにしている場合、まずはなるべく、痰の量を減らす努力をします。過剰な輸液のほか、無理な経口摂取も、誤嚥に伴い痰を増加させます。本人が欲しがらない場合には、（ご家族としては食べさせたい思いがあるかもしれませんが）無理に食べさせないようにします。さらに、口が不衛生になっていると細菌が増殖し、痰が増えやすくなります。口腔ケアが苦痛になるのではないかという認識から、終末期には口腔ケアを控える様子もみられますが、痛くないように配慮して丁寧に行うと、ほとんど苦痛なく行えます。こまめな口腔ケアや保湿を最期まで続けることで、乾燥や痛み、不快感を軽減し、症状緩和にもつながります。

それでも痰絡みが多いときには、ハイスコの舌下投与やブスコパンの持続静注により、胸元でゴロゴロとした死前喘鳴を軽減できます。しかし、死前喘鳴が聞こえるからといって、患者さんが呼吸困難を感じているわけではないことがわかっています[2]。終末期になり、意識が遠のいていくと、ご本人にとって気道分泌物がつらいというよりは、その音を聞くことでご家族が心を痛めていることのほうが多い印象を受けます。ご本人は苦痛を感じていないことをご家族に伝えることも大切です。

190

呼吸困難を和らげるには

　呼吸困難に対する薬物治療は癌の終末期と同様に、モルヒネの持続皮下点滴などを使用します。強い不安やせん妄も伴うときには、ベンゾジアゼピン系薬の併用も検討します。ただし、医療者側の価値観で判断するのではなく患者さんやご家族の意向を汲み取るようにします。特にあとから来られるご親族は、患者さんの状況を把握していない場合も多いため、配慮を忘れてはいけません。肺炎の患者さんでは、非薬物療法で十分対応可能なことが多い印象です。中でも最も日常的に用いられる酸素療法は、終末期の症状緩和には意義が乏しいとされており[3]、カニューレやマスク、頻繁な酸素飽和度の測定に伴う不快感のほうが勝るかもしれません。ある程度の投与量で固定し、むしろ安楽に過ごせるようなポジショニング、顔や上半身に風を当てること（換気、扇風機、うちわ）、室内の温度を下げること、呼吸理学療法、リラクゼーションなど、有効性が示されている手段が勧められます[4]。リハビリは病状を改善させる訓練という印象があるかと思いますが、緩和目的のリハビリも確立しており、患者さんにもご家族にとっても、意義は大きいと考えられています。終末期には、**ご家族へのケア**も私たち医療者の大切な役割です（**Q50**、p.193へ）。

> **まとめ**
>
> 肺炎の終末期には、苦痛を増やさないよう輸液は最低限とし、意義の乏しい検査や吸引も控えます。口腔ケアやリラクゼーションなどの非薬物治療を中心に、必要に応じて、薬物による緩和も検討します。

（吉松）

［参考文献］
1) Givens JL, et al. Survival and comfort after treatment of pneumonia in advanced dementia. Arch Intern Med. 2010; 170: 1102-1107.
2) Campbell ML, et al. Death rattle is not associated with patient respiratory distress: Is pharmacologic treatment indicated? J Palliat Med. 2013; 16: 1255-1259.
3) Campbell ML, et al. Oxygen is nonbeneficial for most patients who are near death. J Pain Symptom Manage. 2013; 45: 517-523.
4) Rocker G, et al. Palliation of dyspnoea in advanced COPD: Revisiting a role for opioids. Thorax. 2009; 64: 910-915.

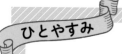

ひとやすみ

誤嚥性肺炎から学ぶ緩和ケア

　何かと助言をいただいても、頑なに緩和ケアを志していた学生時代の私を知る方々には、呼吸器内科医である今を驚かれます。医師になり、主治医として患者さんを診療するようになってから気付いたのですが、誤嚥性肺炎にこそ、緩和の精神が求められているのです。痛みをとるだけが癌の緩和ではないように、誤嚥しないことだけが誤嚥性肺炎の診療ではありません。可逆的な部分は積極的に治療を行い、苦痛を和らげることを忘れず、大切にされていることを守れるよう努めること。その方の人生やご家族、精神社会面にも思いを馳せ、心を尽くすこと。多職種で考え、地域と連携し、生活に基づいて診療すること。緩和ケアから学べることは非常に多く、また誠意を込めて誤嚥性肺炎の診療をすることで、他疾患の緩和ケアにも通ずる気付きがあります。

（吉松）

Q50

ご家族のケアは？

誤嚥性肺炎では、退院後の食事や保清、排泄など、ご家族にお願いすることが増えます。退院後に訪問すると疲れをみせるご家族もいらっしゃいます。ご家族のケアはどうするとよいですか。

（呼吸器病棟看護師）

　誤嚥性肺炎の診療において、ご家族は鍵となる存在です。患者さんのお世話をするチームの一員として大いに頼りにしますが、同時に私たち医療従事者がケアをする対象でもあります。緩和ケアにおいては、家族ケアは症状緩和、精神面へのケアと併せて三本柱の一つとして扱われています。これは癌に限ったことではなく、誤嚥性肺炎においても気にかけておきたいことだと思うのです。肺炎では家族ケアが一般化していませんが、肺炎特有の難しさを認識することで、家族ケアの第一歩を踏み出しましょう。

大切な人が誤嚥性肺炎になるということ

　誤嚥性肺炎という病名は、未だに聞き慣れない言葉です。癌とは異なり、肺炎は治るという印象をもたれている方が多くいます。誤嚥性肺炎が治らないことや、再燃・急変をきたしやすいこと、治っても生活が大きく変わり得ることは、医療従事者にとっては想定内でも、ご家族にとっては容易に受け入れられることではありません。治るはずと思っていたのに治らなかったり、誤嚥をすると自責の念にさいなまれたり、施設や病院職員の介護に不安を抱かれたりすることがあります。患者さんの体調の変化やその原因、それに対

して行っていることを細やかに伝え共有していると、納得や安心感につながりやすくなります。家族ケアの必要性は終末期にかけて意識するかもしれませんが、誤嚥性肺炎ではより早期から気にかけておきましょう。

ケアをするチームの一員としてのご家族を支える

　ご家族は、もともとのご家族（配偶者、子ども）としての役割に加えて、食事や排泄を手伝う介護者の役割や、検温や投薬を行う看護師の役割、本人になりかわって大切なことを決断していく代理人の役割も担います。この負担を軽減できるように、多職種で考えます。他の親族に支援を求め、地域のサービスを手配しましょう。一つ一つのケアをより単純化できないか、他者で担えないか、担当職種で考え直すことも重要です。例えば褥瘡の処置は訪問看護師が行う、口腔ケアはデイケアで重点的に行うことで自宅では簡易なケアをする、夕食は宅配食を手配する、といった工夫を考えます。

　しかし、時にこうして大勢が関わること自体が、大きな負担となるご家族もおられます。あまり話したくない家庭の事情を何度も聞かれたり、聞き慣れない制度を勧められたり、自宅に次々と訪問者が来たりすることに疲弊することもあります。自宅に来客を迎えるには片付け、身づくろい、お茶の準備まで気にかける方もおられます。準備は一切不要であることを伝えるのはもちろんのこと、ご家族の心境に配慮しながら、訪問の頻度や人数を柔軟に調整します。

　入院中や終末期には、ご家族にできる介護も減ってしまい、役割の喪失から無力感が押し寄せることがあります。無理のない範囲で、**ご家族にできるケアを提案**すると喜ばれます。例えば患者さんが好きな飲み物を口に含ませる、温かいタオルで顔を拭いて保湿剤を塗る、足湯や手浴、身体をさする、マッサージ、うちわであおぐ、好きな音楽をかけるなど、患者さんやご家族に合わせて考えます。

ケアをされる側としてのご家族を支える

ご家族のケアは難しく考える必要はありませんが、ただ優しい言葉をかけるだけでもありません。患者さんのケアと同じように、ご家族がどのようなつらいことを抱えて、何を望んでいるのかを把握するところから始まります。まずは主介護者だけでなく、介護を手伝ってくれる方や主介護者の支えになる存在について確認しましょう。

ご家族が患者さんの状況をどのような思いでみているのかを聞き、それぞれが納得できるような関わりを模索します。ご家族の多くは、患者さんのそばにいて役に立ちたい、見通しを知りたい、患者さんに苦しまないでほしいといわれていますが、一方で、あまり日常を壊されたくない、医療従事者にすべてお任せしたいという気持ちを持っている場合もあります。医療従事者の思う理想を押し付けたり決めつけたりせず、ご家族の多様性に合わせて配慮しましょう。そのためにも、一人ではなく多職種で考えることが大切です。例えば面談時に看護師に同席してもらうと、ご家族がどう受け止めているかを共有でき、適切な家族ケアにつながりやすくなります。とはいえ、忙しい診療の中で、同席できないことも多いのが現状です。そこで筆者は、事前に看護師と面談内容を共有し、面談後にご家族に声をかけてお気持ちを気にかけてもらうよう依頼しています。患者さんの前では感情を表出しづらいご家族も多いため、患者さんとともに面談した場合は面談後に患者さんのいない場を用意します。DNARや転院などの判断には特に責任や後悔を感じるご家族が多いのです。患者さんの意向を尊重できるように、**医療従事者も含めて大勢で決断した**過程を振り返り、納得できるよう配慮します。

また、急変や終末期を意識すると、離別の悲しみ（予期悲嘆）を感じやすくなります。この時期に十分に悲しみ、それを表現できると、のちに別れを受け入れやすくなるとされます。支えとなる人や理解者が少ないと悲嘆が強くなりやすいので、特に気にかけておきたいところです。さらに、**患者さんを丁寧にケアすることこそが、ご家族の安堵にもつながります**。患者さんを大切に思っていることが、ご家族にも伝わるようにしましょう。

ご家族は患者さんをお世話する側であるとともに、医療従事者がケアをする対象でもあることを忘れないようにしましょう。特に誤嚥性肺炎では、介護者の負担や責任が重くなりやすいので、十分に配慮します。

（吉松）

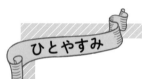

呼吸器内科に進んだ道

　私が呼吸器内科医への道を選択したのは、遡ると、学生時代に同級生が「呼吸器内科は治らない病気ばかりだから、やりがいないよな」といっているのを聞いて、あまのじゃくな性格から「そんなことはないやろ」という気持ちが芽生えたことがきっかけです。

　肺癌・間質性肺炎・喘息などと比較すると誤嚥性肺炎は呼吸器内科の中でも「あまり介入することがない」と思われがちです。しかし、誤嚥性肺炎診療にもまだまだ介入するべきことがあるということを同期の吉松先生から教わることができました。

　呼吸器内科に進んだあまのじゃくなきっかけを忘れずに、誤嚥性肺炎の患者さんに自分ができることがあるかどうかを自問自答していきたいと思います。

（山入）

索 引

欧文・その他

さ行

ま行

や行

ら行

わ行

吉松由貴（よしまつ・ゆき）

飯塚病院呼吸器内科

兵庫県神戸市生まれ。イギリス、シンガポール、アメリカを経て、大阪教育大学附属池田中高で学ぶ。2011年大阪大学医学部卒業。淀川キリスト教病院の初期研修、同院呼吸器内科の後期研修を経て、2016年より現職。浜松市リハビリテーション病院、聖隷浜松病院で摂食嚥下に関して研修。日本摂食嚥下リハビリテーション学会評議員。バルセロナ自治大学嚥下障害学で修士号、兵庫医科大学生理学で博士号取得。

自他ともに認める食いしん坊であり、初期研修中に痩せていく同期12人とは裏腹に、同志の山入とただ二人、順調に体重が増加。

好きな言葉は夢。座右の銘は「二兎を追う者しか二兎を得ず」。

「病に縛られない生き甲斐ある人生をすべての人に」を使命に、模索を続けている。

山入和志（やまいり・かずし）

大阪市立総合医療センター呼吸器内科

大阪府大阪市生まれ。和歌山県岩出市で育ち、智辯学園和歌山中高で学ぶ。2011年名古屋大学医学部卒業。淀川キリスト教病院での初期研修、同院呼吸器内科での後期研修、大阪市立十三市民病院での勤務を経て、大阪市立大学大学院臨床感染制御学で感染症を学び、2021年博士号取得。同年より現職。

尊敬する人は中村直志、羽生善治。趣味はサッカー、将棋。

人生はHIPHOP。好きな言葉は「志」。

吉松とはよきお友だち。一緒に本が書けて男泣き。だらしない自分をサポートしてくれたたくさんの方々への御恩を、これから診療・教育という形でお返ししていきたい。

誤嚥性肺炎　50の疑問に答えます

2021年12月4日　第1版第1刷 ©
2023年1月31日　第1版第3刷

編著者	吉松由貴　YOSHIMATSU, Yuki
著　者	山入和志　YAMAIRI, Kazushi
発行者	宇山閑文
発行所	株式会社金芳堂

〒606-8425 京都市左京区鹿ケ谷西寺ノ前町34番地
振替　01030-1-15605
電話　075-751-1111（代）
https://www.kinpodo-pub.co.jp/

組版・装丁	HON DESIGN
装丁イラスト	Yurika Hirano
印刷・製本	モリモト印刷株式会社

落丁・乱丁本は直接小社へお送りください．お取替え致します．

Printed in Japan
ISBN978-4-7653-1885-3